Ausscheiden Training & Transfer Pflege, Heft 10

Herausgeberschaft der Reihe **Training & Transfer Pflege**
des Curriculumsverbundes ABZ im h.e.p.-Verlag

Christian Bürki
Erziehungsdirektion Kanton Bern
Mittelschul- und Berufsbildungsamt

Heinz Meier
Departement Bildung, Kultur und Sport
Abteilung Berufsbildung und Mittelschule
Kanton Aargau

Christina Vögtli
Bildungsdirektion Kanton Zürich
Mittelschul- und Berufsbildungsamt

Curriculumsverbund Aargau/Bern/Zürich (Hrsg.)

AUSSCHEIDEN

TRAINING & TRANSFER PFLEGE

Heft 10

hep der bildungsverlag

Kurzchecklisten für die Praxis: www.hep-verlag.ch

der bildungsverlag
www.hep-verlag.ch

Wir danken den folgenden Institutionen für die Unterstützung:
- Höhere Fachschule Gesundheit und Soziales Aarau
- Zentrum für Ausbildung im Gesundheitswesen Kanton Zürich
- Ausbildungszentrum Insel Bern

Ausscheiden
Training & Transfer Pflege, Heft 10
Herausgegeben vom Curriculumsverbund Aargau/Bern/Zürich
Autorin: Gerda Haldemann, Berner Bildungszentrum Pflege

ISBN 978-3-03905-324-7

Angaben zur Reihe, weitere Informationen und Materialien zum Heft –
insbesondere die Kurzchecklisten für die Praxis – sind im Internet zu finden unter:
www.hep-verlag.ch

Projektleitung: Martin Schäfer
Umschlag und Gestaltung: Atelier Kurt Bläuer, Bern
Fotos: Nadia Schweizer, Bern
Zeichnungen: Brigit Herrmann, Atelier Herrmann SGD, Gümmenen

Bibliografische Information der Deutschen Bibliothek:
Die Deutsche Bibliothek verzeichnet diese Publikation in der Deutschen Nationalbibliografie;
detaillierte bibliografische Angaben sind im Internet unter http://dnb.ddb.de abrufbar.

1. Auflage 2008

h.e.p. verlag ag
Bildung.Medien.Kommunikation
Brunngasse 36
CH-3011 Bern

www.hep-verlag.ch

INHALTSVERZEICHNIS

VORWORT 6

1 EINFÜHRUNG IN DAS THEMA 7

1.1 **Lernziele** 9

1.2 **Methoden** 9
Fähigkeits- und Fertigkeitstraining 9
Erfahrungs- und Erkundungswerkstatt 10

1.3 **Fallbeispiel** 10

1.4 **Vorkenntnistest** 11

2 HANDLUNGSABLÄUFE 13

2.1 **Sterile Handschuhe anziehen** 14
Handlungsablauf 14
Arbeitsauftrag 21
Beobachtungscheckliste 22

2.2 **Einen Blasendauerkatheter legen – mit Assistenz – bei einer Patientin oder einem Patienten** 25
Handlungsablauf 25
Arbeitsauftrag 39
Beobachtungscheckliste 40

2.3 **Einen Blasendauerkatheter legen – ohne Assistenz – bei einer Patientin oder einem Patienten** 53
Handlungsablauf 53
Arbeitsauftrag 63
Beobachtungscheckliste 66

2.4 **Einen transurethralen Blasendauerkatheter entfernen** 77
Arbeitsauftrag 77

2.5 **Einmalkatheterisierung** 78
Arbeitsauftrag 78

3 AUFGABEN ZUR VERTIEFUNG UND ZUM TRANSFER 79

3.1 **Weiterführende Aufgaben** 80
Kathetertypen und ihre Anwendung bei Erwachsenen 80
Komplikationen bei und nach transurethraler Blasenkatheterisierung 82

3.2 **Transferaufgaben** 83
Alte Menschen, Chronischkranke und Behinderte (ACB) – Psychiatrie 83
Kind, Jugendliche, Familie, Frau (KJFF) 84

4 WERKSTATTANALYSE, LERNERFOLGSKONTROLLE UND LÖSUNGEN VORKENNTNISTEST 85

4.1 **Reflexion zur Werkstattarbeit** 86

4.2 **Lernerfolgskontrolle** 89

4.3 **Vorkenntnistest – Lösungen** 92

5 LITERATUR 95

5.1 **Literatur zur Bearbeitung** 96

5.2 **Weiterführende Literatur** 96

5.3 **Internetadressen** 96

6 KURZCHECKLISTEN FÜR DIE PRAXIS 97

6.1 **Sterile Handschuhe anziehen** 98

6.2 **Einen Blasendauerkatheter legen –** mit Assistenz – bei einer Patientin 100

6.3 **Einen Blasendauerkatheter legen –** mit Assistenz – bei einem Patienten 108

6.4 **Einen Blasendauerkatheter legen –** ohne Assistenz – bei einer Patientin 117

6.5 **Einen Blasendauerkatheter legen –** ohne Assistenz – bei einem Patienten 123

VORWORT

Zum Lehrplan Pflege HF gehört einerseits eine *fundierte schulische Ausbildung,* in der Sie sich als angehende Pflegefachperson die notwendigen theoretischen Kenntnisse erwerben – zum anderen auch eine *praktische Schulung:* In einem Akutspital, einem Pflegeheim, einer psychiatrischen Einrichtung oder einer Spitex-Organisation eignen Sie sich die professionellen Fähigkeiten und Fertigkeiten an und setzen das theoretische Grundwissen um.
Wie muss nun aber der Transfer zwischen den beiden Lernbereichen gestaltet werden, damit jeder Bereich vom anderen optimal profitiert? Wie lässt sich das theoretisch angeeignete Wissen in der Praxis umsetzen? Und wie können in der Praxis erworbene Fähigkeiten und Fertigkeiten theoretisch gefestigt werden? Solche Fragen betreffen den Lernprozess jeder und jedes Studierenden. Die Antworten finden sich am «dritten Lernort», im *Lernbereich Training & Transfer* (LTT).
Im Lehrplan der Kantone Aargau, Bern und Zürich (ABZ) wird den Schnittstellen zwischen Theorie und Praxis viel Gewicht beigemessen. Aus der Überzeugung heraus, dass die Kompetenz, etwas theoretisch Gelerntes in der Praxis umzusetzen bzw. etwas in der Praxis Gelerntes theoretisch zu untermauern, unterstützt und geübt werden will, wurde im Rahmen der Entwicklung des Lehrplans für den LTT ein eigenes Lehrmittel erarbeitet, das nicht bloss im Lehrplan ABZ, sondern bei jeder Ausbildung zur Pflegefachperson HF eingesetzt werden kann.
Mit den 18 Heften der Reihe *Training & Transfer Pflege* möchten wir den Studierenden ein Arbeitsmittel zur Verfügung stellen, das als Transferelement zwischen Theorie und Praxis dienen soll. Jedes Heft basiert auf einem Fallbeispiel, das als Ausgangslage für die Arbeitsaufträge dient. Dabei wird auf dem Vorwissen der Studierenden aufgebaut – mit einem Vorkenntnistest kann der eigene Wissensstand überprüft werden. Alle Arbeitshefte wurden unter Mitwirkung von Berufsfachpersonen aus Praxis und Schule entwickelt. An dieser Stelle danken wir allen Beteiligten herzlich für ihr grosses Engagement.

Im Namen der an der Entwicklung des Lehrplans ABZ beteiligten Kantone wünschen wir Ihnen viel Erfolg bei Ihrer Ausbildung!

Die Herausgeber Christian Bürki
Heinz Meier
Christina Vögtli

1 EINFÜHRUNG IN DAS THEMA

Ausscheidung ist in vielen Kulturkreisen ein sehr intimes Thema und oft mit Scham- oder Ekelgefühlen verbunden.

In der Pflege ist es von besonderer Bedeutung, bei heiklen, intimen Themen wie der Ausscheidung Einfühlungsvermögen zu beweisen. Eine professionelle Beziehungsgestaltung und die Reflexion des eigenen Umgangs mit Nähe und Distanz sind unverzichtbar.
Oberstes Ziel bei der Betreuung und Behandlung von Menschen mit Ausscheidungsstörungen ist immer die Förderung oder Erhaltung von deren Selbstständigkeit und grösstmöglicher Unabhängigkeit. Entsprechend wird von den Pflegenden auch eine gesundheitsförderliche Haltung gefordert. Betroffene sollen ihren Bedürfnissen und Möglichkeiten entsprechend informiert, angeleitet und beraten werden.
Bei Störungen der Urinausscheidung oder zu diagnostischen Zwecken ist die Einlage eines transurethralen Einmal- oder Dauerblasenkatheters oft zwingend. Es handelt sich dabei um eine pflegerische Intervention, die auf ärztliche Verordnung erfolgt. Neben den Störungssymptomen werden auch die individuellen Ressourcen der Betroffenen in die Therapieentscheidung einbezogen. Voraussetzungen einer adäquaten Behandlung sind eine gewissenhafte medizinische Abklärung durch den Arzt und eine genaue Einschätzung der Ressourcen des Patienten oder der Patientin durch die Pflegepersonen.
Bei der Durchführung der transurethralen Blasenkatheterisierung sind sowohl die Prinzipien der Hygiene als auch die des atraumatischen Arbeitens einzuhalten. Durch die gezielte Vorinformation und umsichtige Nachbetreuung der Patientinnen und Patienten werden weitere Komplikationen verhindert.

In diesem Arbeitsheft werden die folgenden Themen behandelt:
- sterile Handschuhe anziehen,
- Legen eines transurethralen Blasendauerkatheters bei der Frau und beim Mann, mit oder ohne Assistenz,
- Einmalkatheterisierung bzw. intermittierende Selbstkatheterisierung,
- Entfernen eines transurethralen Blasendauerkatheters.

Ergänzende Themen finden Sie in Kapitel 3, bei den weiterführenden Aufgaben und Transferaufgaben.

Durch die Arbeit mit diesem Heft erwerben Sie sich die folgenden Kompetenzen:
- Sie führen alle pflegerischen Massnahmen im Zusammenhang mit der transurethralen Blasenkatheterisierung durch – systematisch, atraumatisch und unter Wahrung der Hygieneprinzipien.
- Sie beziehen die Bedürfnisse der Patientinnen und Patienten und deren Ressourcen mit ein und fördern durch eine adäquate Information, Anleitung und Beratung ihre Selbstständigkeit und Unabhängigkeit.

1.1 Lernziele

Die Studierende/der Studierende …

Kenntnisse

… benennt das für die transurethrale Blasenkatheterisierung notwendige Material.
… erläutert den Ablauf der transurethralen Blasenkatheterisierung.
… zeigt Unterschiede zwischen der transurethralen Einmal- und der Dauerkatheterisierung der Blase auf.
… kennt Indikationen einer transurethralen Einmalkatheterisierung der Blase.
… weiss, welche Voraussetzungen gegeben sein müssen, damit eine Patientin oder ein Patient die intermittierende Selbstkatheterisierung lernen und durchführen kann.
… benennt Vorteile der intermittierenden Selbstkatheterisierung.
… begründet die einzelnen Handlungsschritte bei der Entfernung eines transurethralen Blasendauerkatheters mit Grundlagenwissen.
… benennt die spezifischen Risiken der Katheterentfernung.

Kenntnisse/Haltung

… setzt sich konstruktiv und aufmerksam mit der Patientin/dem Patienten in Beziehung.
… vermittelt der Patientin/dem Patienten Sicherheit.
… ermöglicht der Patientin/dem Patienten Selbstkontrolle.
… bezieht Ressourcen der Patientin/des Patienten ein und nutzt Möglichkeiten der gezielten Förderung.

Kenntnisse/Haltung/ Fähigkeit und Fertigkeit

… bereitet das benötigte Material auf der Arbeitsfläche vor und beachtet dabei die Hygieneregeln.
… geht bei der Vor- und Nachbereitung und bei der Durchführung der transurethralen Blasenkatheterisierung systematisch und effizient vor.
… führt die transurethrale Katheterisierung atraumatisch alleine und/oder mit Assistenz durch.
… wahrt die Hygieneprinzipien während allen Verrichtungen im Intimbereich oder bei Handlungen mit ableitenden Urinauffangsystemen.

1.2 Methoden

Fähigkeits- und Fertigkeitstraining

In der Fähigkeits-/Fertigkeitswerkstatt und im Fähigkeits-/Fertigkeitstraining werden kognitive, psychomotorische und affektive Fähigkeiten gezielt als Vorbereitung für die Praxis trainiert und Fertigkeiten erweitert.
Es werden in strukturierter Form Übungen und Simulationen praxisbezogener Inhalte durchgeführt, in denen die Studierenden von der Beobachtung über die Anleitung und das selbstständige Handeln/Bearbeiten eines Problems zur Reflexion und Auswertung des eigenen Handelns hingeführt werden. Fähigkeiten, Fertigkeiten und Kompetenzen werden durch Imitation und Simulation der Arbeitswirklichkeit trainiert.

Austausch und Analyse von praktischen Erfahrungen in einer Lerngruppe erlauben den Studierenden, Erfahrungen und Handlungen kritisch zu reflektieren und, gestützt durch die Arbeit der Lehrperson, Möglichkeiten des Wissens- und Handlungstransfers auf andere Situationen zu erkennen und einzuüben.
(Auszug aus dem Dokument B1.1 Methodensammlung Version 2 – August 2005 des Lehrplans ABZ HF Pflege)

Erfahrungs- und Erkundungswerkstatt

In der Erfahrungs-/Erkundungswerkstatt des Lernbereichs Training & Transfer werden Phänomene, Gesetze und Prinzipien differenziert erlebt, erfahren, entdeckt, erkundet, wahrgenommen, verstanden und erkannt, sodass Probleme gelöst werden können.
Die Studierenden setzen sich anhand verschiedener methodischer Arrangements und/oder gezielter Aufträge mit den Inhalten auseinander.
Die Aufgaben und Handlungsanweisungen sind von der Lehrperson vorbereitet und strukturiert. Die Aufgaben sollen alle Sinne und Lernbereiche ansprechen. Verschiedene Arbeitsplätze/Arbeitsräume erlauben einen «bewegten Unterricht».
Die Studierenden arbeiten zumeist selbstständig mithilfe eines Arbeitsauftrages/Arbeitspasses. Sie unterstützen sich so weit als möglich gegenseitig.
Der Werkstattunterricht soll den Studierenden in hohem Masse Autonomie und Selbstverantwortung erlauben. Die Evaluation erfolgt mittels Selbstkontrolle.
Die Lehrperson unterstützt beratend das individuelle Lernen. Medien werden individuell eingesetzt, je nach Arbeitsauftrag.
(Auszug aus dem Dokument B1.1 Methodensammlung Version 2 – August 2005 des Lehrplans ABZ HF Pflege)

1.3 Fallbeispiel

Frau Jung, 27 Jahre alt, wird mit ihrem Motorrad in einen Verkehrsunfall verwickelt. Schwer verletzt, wird sie direkt ins Paraplegikerzentrum geflogen und mehrere Tage intensivmedizinisch versorgt. In dieser akuten Phase verordnet der Arzt bei Frau Jung die sofortige Einlage eines transurethralen Blasendauerkatheters aus Vollsilikon, Charrière 12.

Bestimmen Sie, welche Kenntnisse und Fähigkeiten Sie zur Durchführung dieser Verordnung benötigen und welche Fragen sich für Sie dabei stellen.
Überlegen Sie sich ebenfalls, welche bereits erworbenen Kenntnisse und Fähigkeiten Ihnen helfen, die Problemstellung korrekt zu bearbeiten.

1.4 Vorkenntnistest

1. Welche Organe gehören zu den ableitenden Harnwegen?
   - ☒ Urethra
   - ☐ Nieren
   - ☐ Prostata
   - ☒ Urether Ureter
   - ☒ Harnblase

2. Ordnen Sie die jeweilige Funktion dem richtigen Organ zu:
   - a Nieren
   - b Urether
   - c Musculus sphincter internus
   - d Harnblase/Blase
   - e Urethra
   - f Musculus sphincter externus

   - [d] Urinreservoir
   - [d] Urinproduktion
   - [b] Ableiten des Urins vom Nierenbecken in die Blase
   - [f] Willkürliche Blasenentleerung bzw. Urinretension
   - [c] Unwillkürliche Blasenentleerung bzw. Urinretension
   - [e] Ableiten des Urins von der Blase nach aussen

3. a Die Harnröhre der Frau ist mit etwa 12 cm Länge gegenüber jener des Mannes mit etwa 20 cm bedeutend kürzer,
   b … deshalb ist die Frau anfälliger für Infektionen des Urogenitaltraktes.
   - ☐ a und b sind richtig; a als Begründung von b ist richtig.
   - ☐ a und b sind richtig; b ist aber nicht Begründung von a.
   - ☐ a richtig; b falsch.
   - ☒ a falsch; b richtig.
   - ☐ a falsch; b falsch.

4. Beschreiben Sie genau (in fünf Schritten) die willkürliche und die unwillkürliche Blasenentleerung.

5. Bei der transurethralen Blasenkatheterisierung wird das Material nach denselben Kriterien vorbereitet und auf der sauberen Arbeitsfläche gerichtet wie beim Verbandwechsel. Beschreiben Sie, wie Sie vorgehen.

6. a Da die Bakterienanzahl durch den Mittelstrahlurin verfälscht werden kann …
   b … wird der Urin für einen Urinstatus immer unter sterilen Verhältnissen mit einem Blasenkatheter entnommen.
   - ☐ a und b sind richtig; a als Begründung von b ist richtig.
   - ☐ a und b sind richtig; b ist aber nicht Begründung von a.
   - ☒ a richtig; b falsch.
   - ☐ a falsch; b richtig.
   - ☒ a falsch; b falsch.

7. Wählen Sie in der folgenden Aufgabe alle Aussagen aus, die zutreffen. Es können mehrere Antworten richtig sein, vielleicht ist aber auch keine Antwort richtig.

   Die Inkontinenztherapie ohne Katheter ist, wenn immer möglich, vorzuziehen, weil:
   - ☒ bis zu 40% der nosokomialen Infektionen katheterassoziierte Harnwegsinfektionen sind.
   - ☐ die Hautverhältnisse in der Intimgegend durch einen Fremdkörper wie den Katheter generell mehr belastet werden.
   - ☒ die Integrität der Patienten und Patientinnen durch den Katheter stärker beeinträchtigt wird.
   - ☐ mit einem gezielten Toilettentraining die Situation immer verbessert werden kann.

2 HANDLUNGSABLÄUFE

2.1 Sterile Handschuhe anziehen – Handlungsablauf

HANDLUNGSSCHRITTE	BESCHREIBUNG	BEGRÜNDUNG	HINWEISE
Vorbereitung			
Hygieneregeln beachten	Informieren Sie sich in der Dokumentation über die genaue Verordnung und prüfen Sie, ob bei der Intervention das Tragen von sterilen Handschuhen vorgegeben ist.	Die Regeln der Asepsis und Antisepsis müssen bekannt sein und beherrscht werden, damit Infektionen gezielt verhindert werden können. Dass die Handlung an Sie delegiert wurde, bedeutet, dass Sie für die korrekte Ausführung auch verantwortlich und haftbar sind.	Sollten Sie nicht sicher sein, ziehen Sie die Literatur zur Hygiene hinzu oder lassen Sie sich die Regeln nochmals von einer dipl. Pflegefachperson erklären.
Material vorbereiten	Überprüfen Sie die Handschuhe auf ihre Grösse und Sterilität.	Die richtige Grösse erleichtert das effiziente und sterile Arbeiten. Zur Reduktion von nosokomialen Infekten ist absolute Sterilität des Materials dann notwendig, wenn bei Interventionen die natürliche Schutzbarriere des Körpers verletzt wird und Bakterien in das Körperinnere gelangen könnten.	Beachten Sie dazu hausinterne Hygieneregeln. Die Grösse der sterilen Handschuhe ist genormt. Wenn sie nicht bekannt ist, kann sie anhand unsteriler Handschuhe überprüft werden.
Einrichten des Arbeitsplatzes und der Arbeitsfläche	Vermeiden Sie im Zimmer der Patientin/des Patienten Zugluft, schliessen Sie die Fenster und halten Sie die persönlichen antiseptischen Regeln ein. Desinfizieren Sie sich die Hände und reinigen Sie anschliessend die Ablagefläche mit einer Feucht-Wischdesinfektion.	Bei Arbeiten, die mit sterilem Material durchgeführt werden, ist das Kontaminationsrisiko durch antiseptische Massnahmen zu reduzieren.	Verwenden Sie für die Hände und die Ablagefläche die im Hause jeweils gebräuchlichen Desinfektionsmittel.
Durchführung			
Sterile Handschuhe auspacken	Öffnen Sie die äussere Verpackung der sterilen Handschuhe und entsorgen Sie sie direkt in den Abfalleimer. Fassen Sie die sterile innere Verpackung von aussen her und klappen Sie sie ein erstes Mal auf. Klappen Sie den oberen und unteren Rand ebenfalls nach oben bzw. unten auf.	Sterile Handschuhe sind doppelt verpackt, damit sie auf einer sterilen Fläche vorbereitet oder steril angereicht werden können.	

HANDLUNGSSCHRITTE	BESCHREIBUNG	BEGRÜNDUNG	HINWEISE
Durchführung			
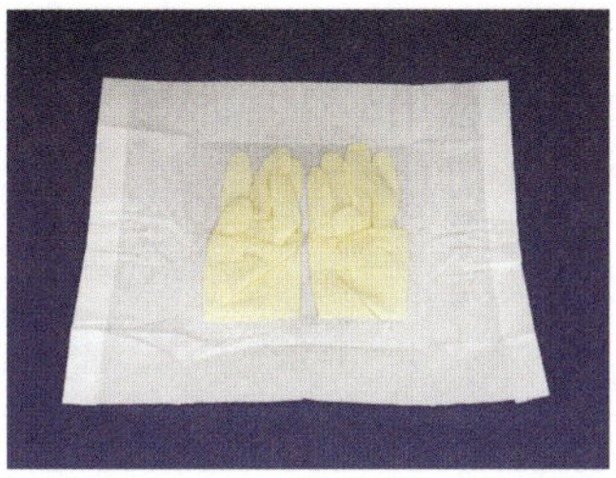 → SEITE 17	Fassen Sie den umgeschlagenen Papierfalz beidseitig von aussen und ziehen Sie die innere Verpackung ganz auf. Platzieren Sie die Handschuhe so, dass die Öffnung zu Ihnen gerichtet ist.		
Sterile Handschuhe anziehen 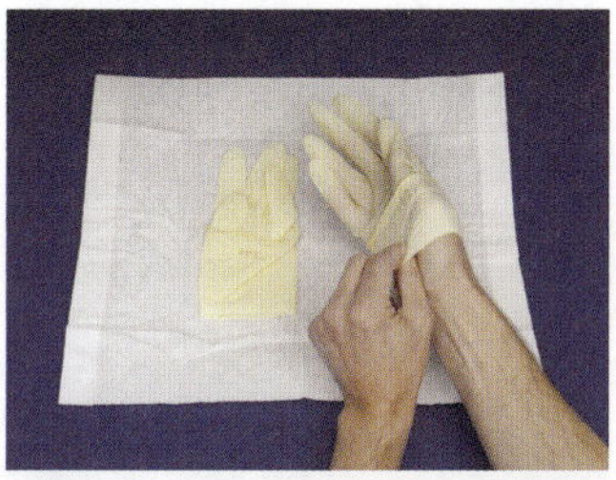 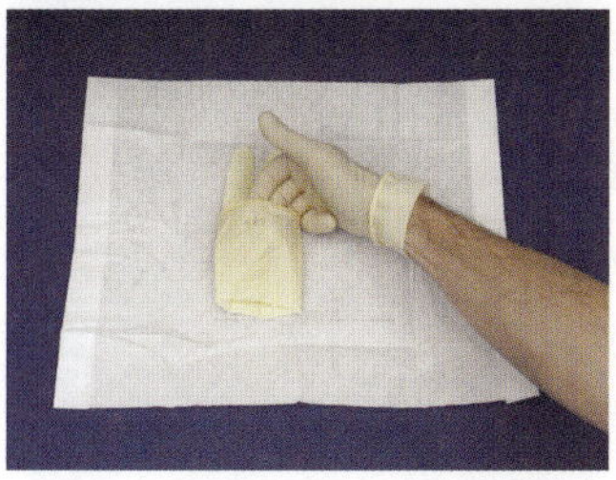 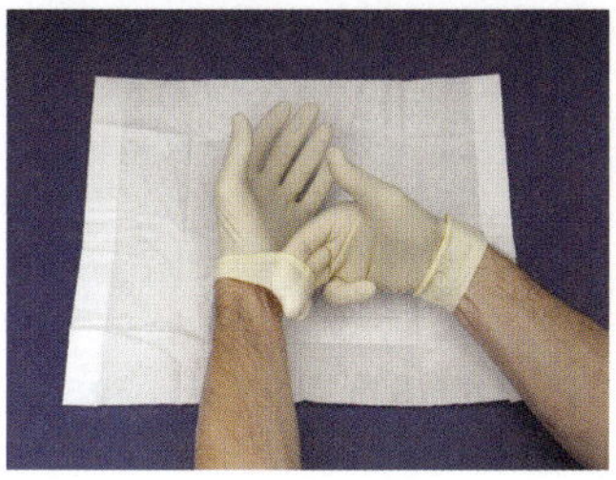 → SEITE 17/18	Schieben Sie die führende Hand (Rechtshänder rechts und umgekehrt) von der Handschuhöffnung her mit der Handfläche nach oben in den Handschuh hinein. Fassen Sie mit der anderen Hand den Handschuh unten (vom Handgelenk her) am umgeschlagenen Teil auf der *Handschuhinnenseite* und ziehen Sie ihn über die Hand. Nun schieben Sie die Finger der sterilen Hand beim verbleibenden Handschuh von den Fingern her unter den Umschlag (Handschuhaussenseite), heben die Handschuhöffnung an und fahren mit der noch unsterilen Hand hinein. Ziehen Sie jetzt den zweiten Handschuh über die Hand, wobei die Finger der führenden Hand immer unter dem Umschlag verborgen bleiben müssen.	Sterile Handschuhe sind so verpackt, dass der rechte Handschuh rechts vom linken und auf beiden Seiten der Daumen nach aussen liegt. Die Handschuhe liegen also mit der Handinnenseite nach oben auf der sterilen inneren Verpackung. Das abwechselnde Fassen von der Innen- bzw. Aussenseite her garantiert ein kontaminationsloses Anziehen der Handschuhe.	

HANDLUNGSSCHRITTE	BESCHREIBUNG	BEGRÜNDUNG	HINWEISE
Nachsorge			
Optimalen Schutz garantieren	Versichern Sie sich, dass Sie die Sterilität der Handschuhe wahren konnten. Sollte dies nicht der Fall sein, ziehen Sie ein neues Paar über.	Die Sicherheit der Patientin/des Patienten wird erhöht.	Sobald Sie die sterilen Handschuhe einmal angezogen haben, dürfen Sie keine unsterilen Gegenstände mehr berühren.
Materialentsorgung 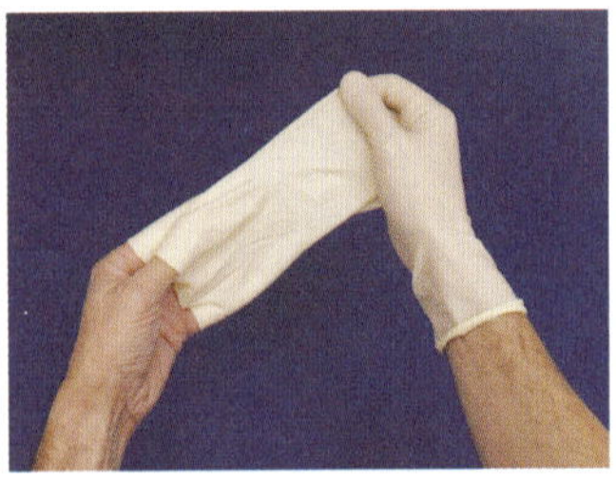 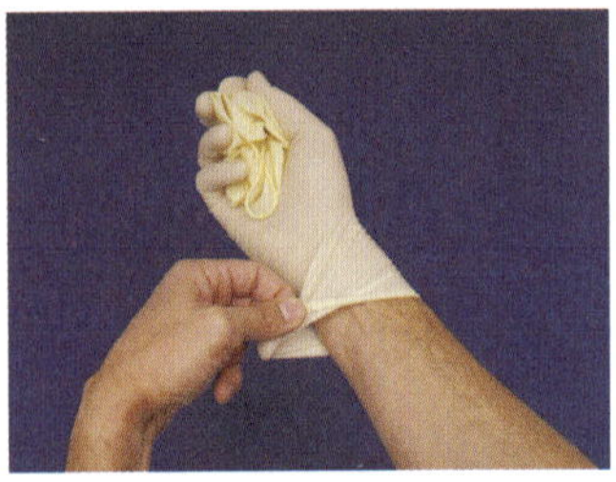 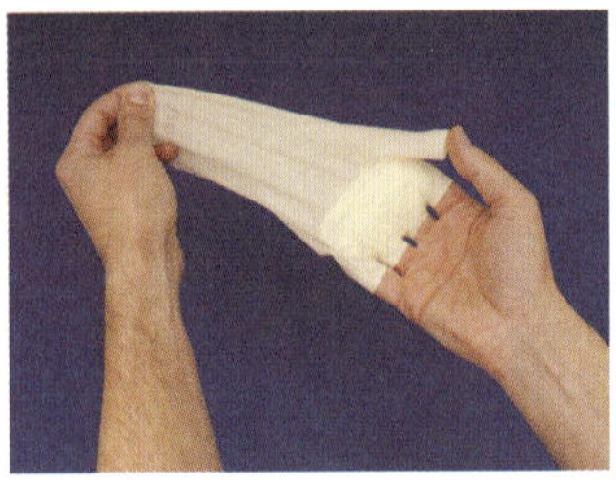 → SEITE 19/20	Ziehen Sie die Handschuhe nach der Intervention so aus, dass beim ersten die Innenseite vom Handgelenk aus über die Hand gezogen wird. Der ausgezogene Handschuh wird in der anderen Hand zusammengeknüllt, bevor der zweite Handschuh ebenfalls mit der Innenseite über die Hand gezogen wird. Entsorgen Sie die verschmutzten Handschuhe direkt in den Abfalleimer.	Durch das Überstülpen der Innenseite nach aussen, werden Verunreinigungen eingeschlossen.	

STERILE HANDSCHUHE ANZIEHEN

Sterile Handschuhe sind paarweise abgepackt. Wenn die offene Seite der Handschuhe zu Ihnen gerichtet ist, liegt der Handschuh für die linke Hand auf der linken Seite und umgekehrt.

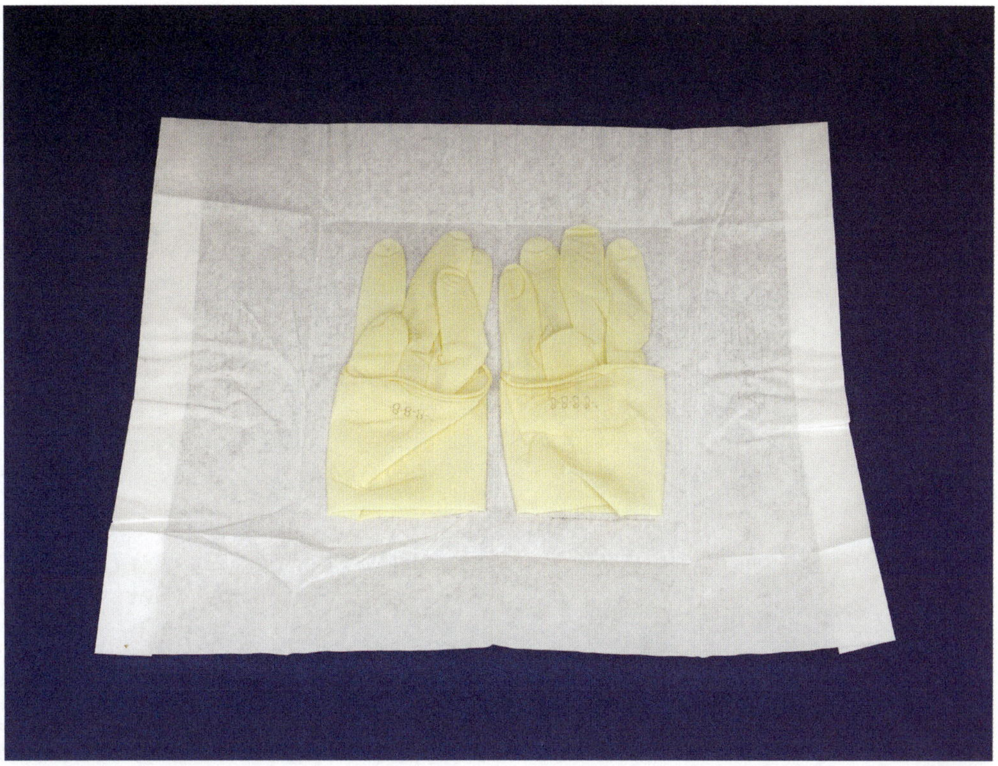

Fassen Sie den ersten Handschuh mit der helfenden Hand ausschliesslich am umgeschlagenen Teil (Innenseite), um eine Kontamination der Aussenseite zu vermeiden.

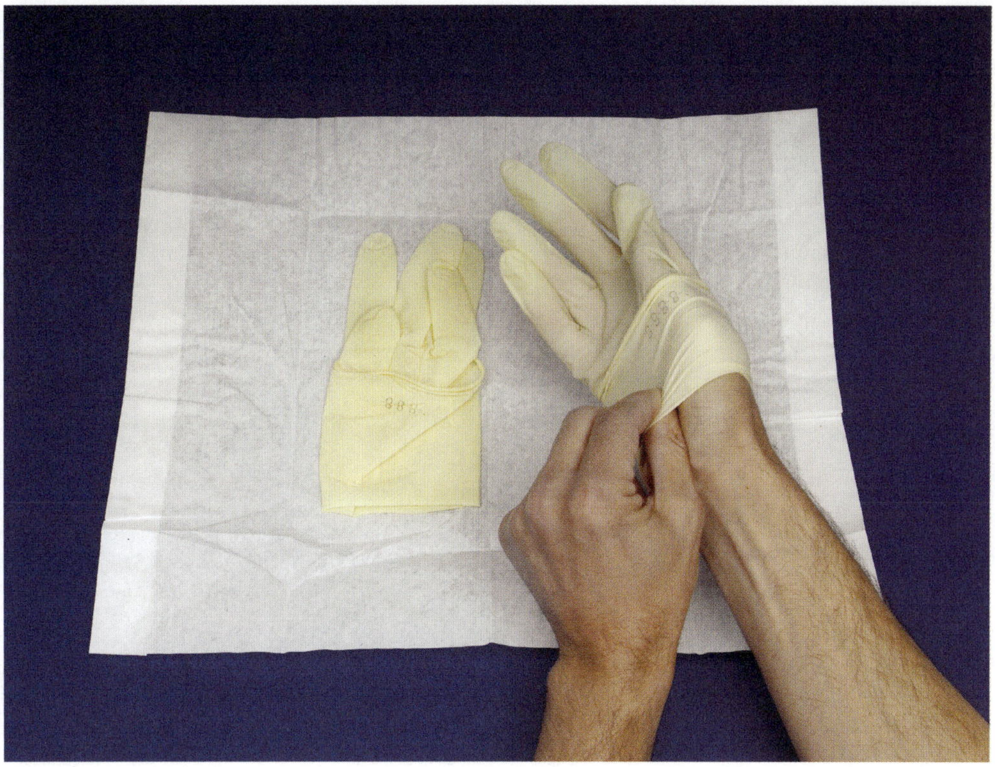

Mit der sterilen Hand greifen Sie nun unter den Umschlag und öffnen damit den zweiten Handschuh, um mit der unsterilen Hand in die Öffnung hineinzufahren.

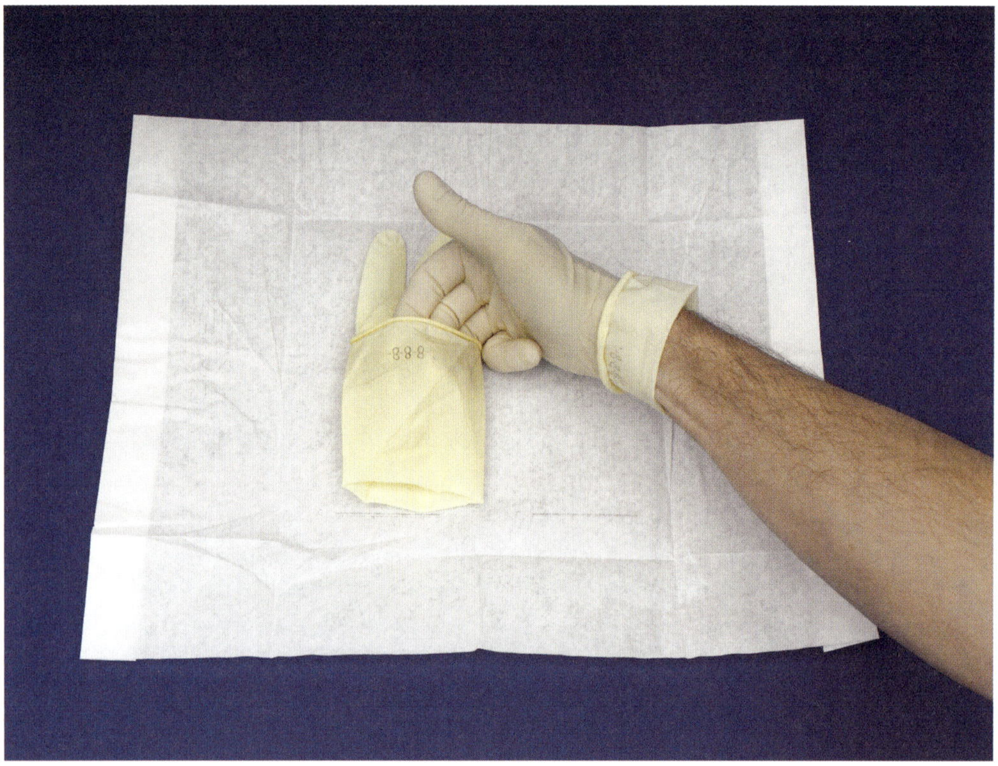

Achten Sie darauf, dass Sie mit der sterilen Hand nur die Aussenseite des zweiten Handschuhs berühren. Greifen Sie mit den Fingern der führenden Hand ausschliesslich unter den umgeschlagenen Teil.
Sie verhindern damit eine mögliche Kontamination.

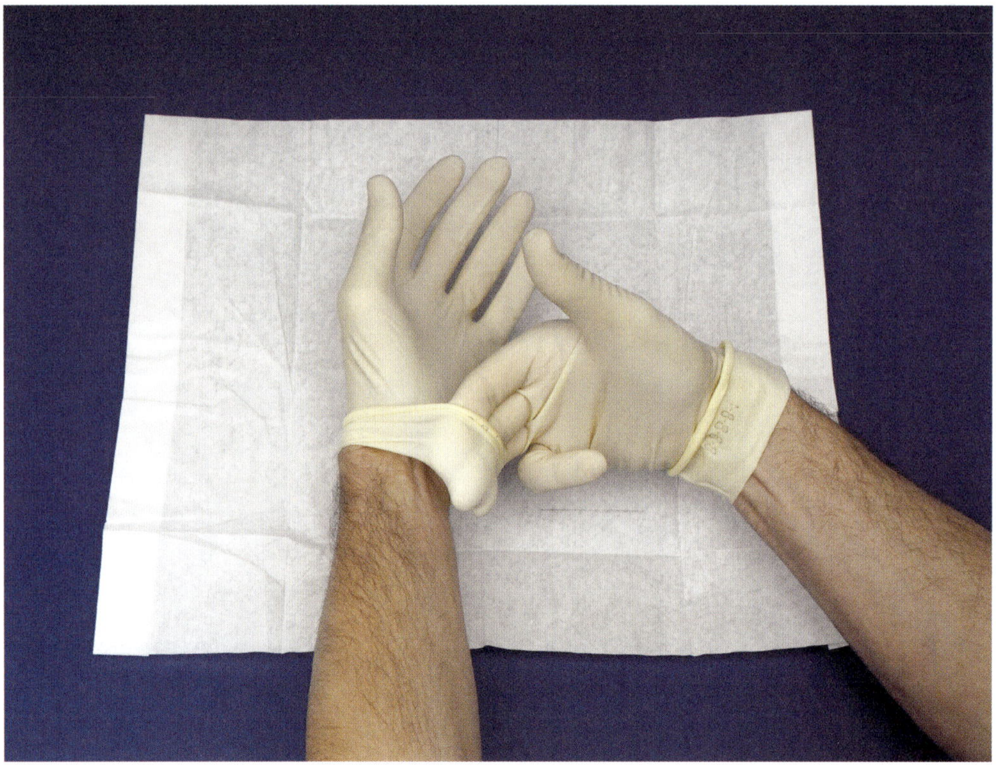

STERILE HANDSCHUHE AUSZIEHEN

Ziehen Sie den ersten Handschuh vom Handgelenk aus so über die Hand, dass die Aussenseite nach innen gekehrt wird.

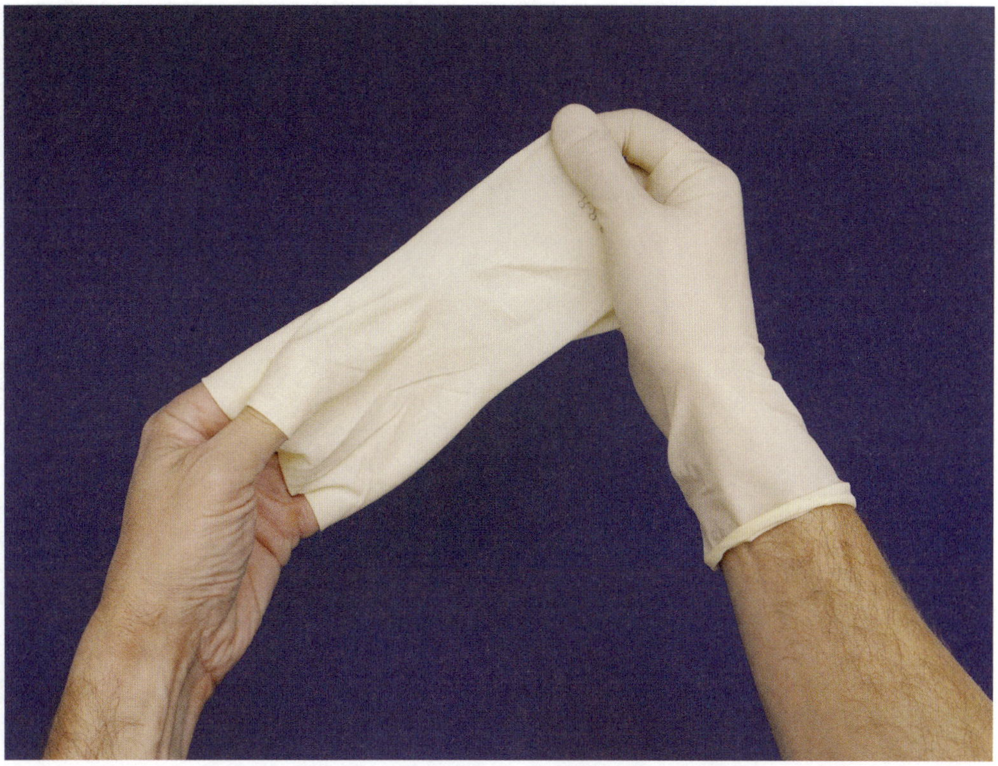

Den zerknüllten Handschuh nehmen Sie in die andere Hand und ziehen den zweiten Handschuh auf dieselbe Art über die Hand.

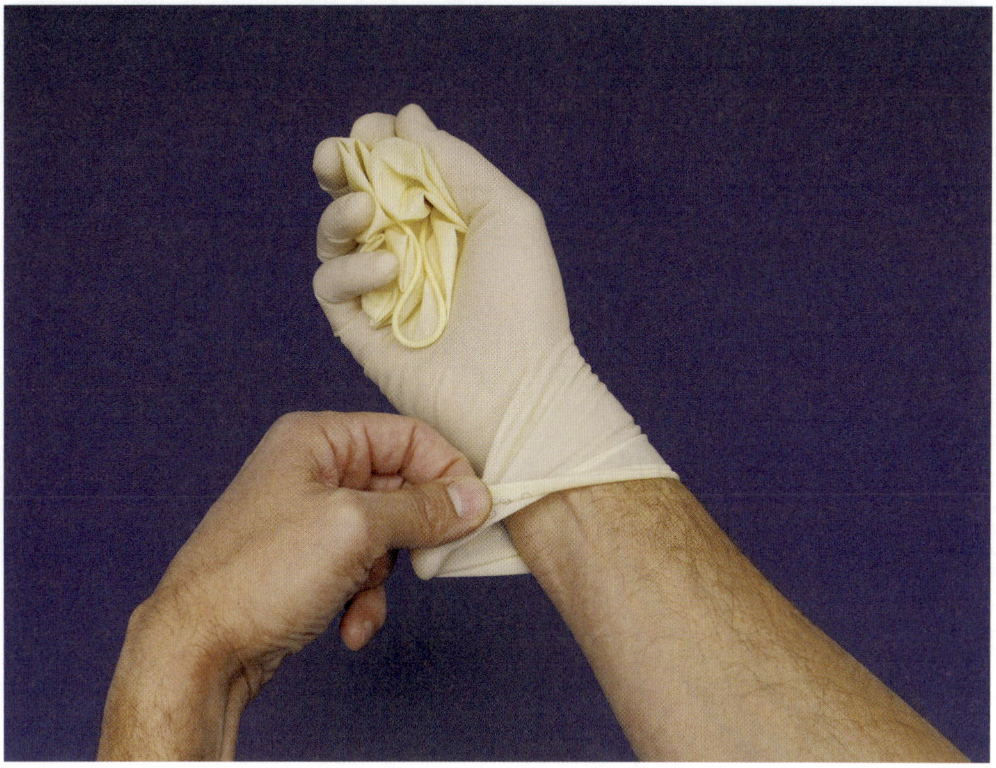

Mögliche Verunreinigungen werden durch das Umstülpen der Handschuhe eingeschlossen, und eine Verbreitung wird verhindert.
Die gebrauchten Handschuhe werden direkt entsorgt.

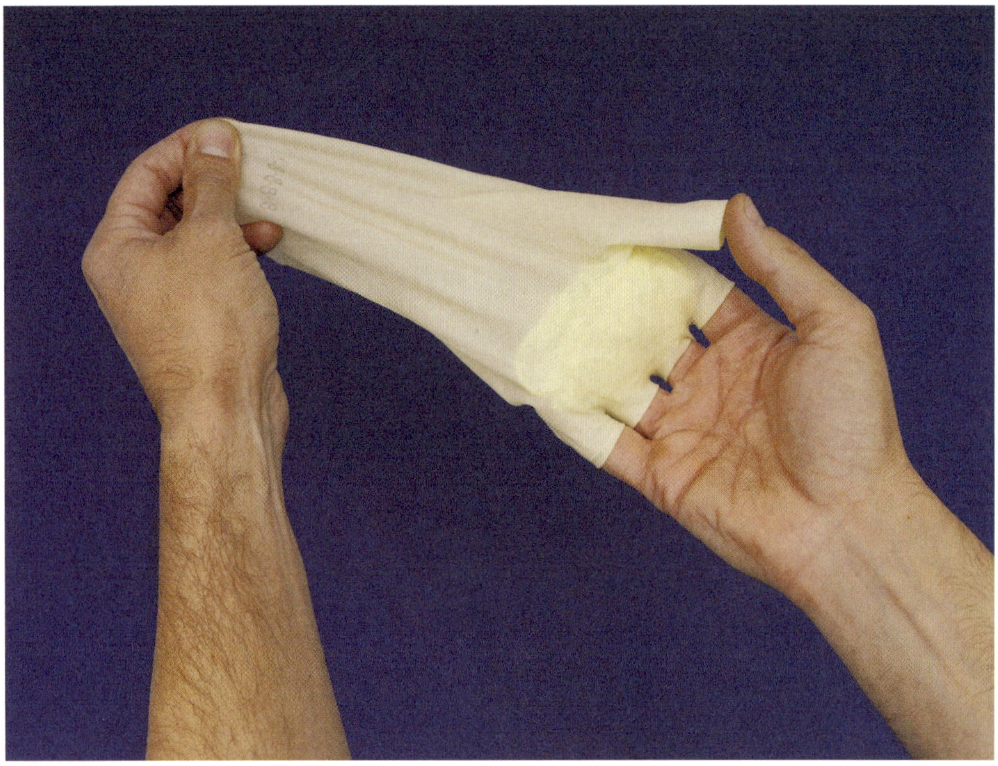

STERILE HANDSCHUHE ANZIEHEN – ARBEITSAUFTRAG

Auftrag

Führen Sie auf der Grundlage der vorhandenen Kenntnisse den Handlungsablauf *Sterile Handschuhe anziehen* als vorbereitende Massnahme zur Kathetereinlage durch.

Sozialform

Paararbeit

Verteilen Sie nach der Demonstration folgende Rollen:
- 1 Pflegefachperson
- 1 Beobachterin/Beobachter

Einigen Sie sich, wer zuerst die Rolle der/des Pflegenden übernimmt. Wechseln Sie sich ab, sodass beide das Anziehen steriler Handschuhe üben können.

Medien

Die Pflegefachperson benutzt den Handlungsablauf und die Beobachterin die Beobachtungscheckliste zur Überprüfung und Unterstützung.

Zeit

20 Minuten

Feedback nach der Übung

Pflegefachperson

- Was ist mir gut gelungen?
- Wo fühlte ich mich sicher?
- Wo traten Schwierigkeiten oder Unsicherheiten auf?
- Welche Erkenntnisse ziehe ich daraus?

Beobachterin/ Beobachter

- Wurde das benötigte Material vollständig und korrekt gerichtet?
- War das Vorgehen gemäss der Beobachtungscheckliste sorgfältig und korrekt?
- Wurde bei Unklarheiten nachgefragt?
- Wurden die Prinzipien der Asepsis und Antisepsis eingehalten?

Merken Sie sich die Grösse der Handschuhe, die Ihnen optimal passen.
Überlegungen zum Ablauf werden in der Abschlussphase gemeinsam reflektiert.

Sterile Handschuhe anziehen – Beobachtungscheckliste

HANDLUNGSSCHRITTE	BESCHREIBUNG	BEGRÜNDUNG	BEOBACHTUNGEN
Vorbereitung			
Hygieneregeln beachten	Informieren Sie sich in der Dokumentation über die genaue Verordnung und prüfen Sie, ob bei der Intervention das Tragen von sterilen Handschuhen vorgegeben ist.	Die Regeln der Asepsis und Antisepsis müssen bekannt sein und beherrscht werden, damit Infektionen gezielt verhindert werden können. Dass die Handlung an Sie delegiert wurde, bedeutet, dass Sie für die korrekte Ausführung auch verantwortlich und haftbar sind.	☐ richtig ☐ falsch ☐ nicht ausgeführt
Material vorbereiten	Überprüfen Sie die Handschuhe auf ihre Grösse und Sterilität.	Die richtige Grösse erleichtert das effiziente und sterile Arbeiten. Zur Reduktion von nosokomialen Infekten ist absolute Sterilität des Materials dann notwendig, wenn bei Interventionen die natürliche Schutzbarriere des Körpers verletzt wird und Bakterien in das Körperinnere gelangen könnten.	☐ richtig ☐ falsch ☐ nicht ausgeführt
Einrichten des Arbeitsplatzes und der Arbeitsfläche	Vermeiden Sie im Zimmer der Patientin/des Patienten Zugluft, schliessen Sie die Fenster und halten Sie die persönlichen antiseptischen Regeln ein. Desinfizieren Sie sich die Hände und reinigen Sie anschliessend die Ablagefläche mit einer Feucht-Wischdesinfektion.	Bei Arbeiten, die mit sterilem Material durchgeführt werden, ist das Kontaminationsrisiko durch antiseptische Massnahmen zu reduzieren.	☐ richtig ☐ falsch ☐ nicht ausgeführt
Durchführung			
Sterile Handschuhe auspacken	Öffnen Sie die äussere Verpackung der sterilen Handschuhe und entsorgen Sie sie direkt in den Abfalleimer. Fassen Sie die sterile innere Verpackung von aussen her und klappen Sie sie ein erstes Mal auf. Klappen Sie den oberen und unteren Rand ebenfalls nach oben bzw. unten auf.	Sterile Handschuhe sind doppelt verpackt, damit sie auf einer sterilen Fläche vorbereitet oder steril angereicht werden können.	☐ richtig ☐ falsch ☐ nicht ausgeführt

HANDLUNGSSCHRITTE	BESCHREIBUNG	BEGRÜNDUNG	BEOBACHTUNGEN
Durchführung			
	Fassen Sie den umgeschlagenen Papierfalz beidseitig von aussen und ziehen Sie die innere Verpackung ganz auf. Platzieren Sie die Handschuhe so, dass die Öffnung zu Ihnen gerichtet ist.		☐ richtig ☐ falsch ☐ nicht ausgeführt
Sterile Handschuhe anziehen	Schieben Sie die führende Hand (Rechtshänder rechts und umgekehrt) von der Handschuhöffnung her mit der Handfläche nach oben in den Handschuh hinein. Fassen Sie mit der anderen Hand den Handschuh unten (vom Handgelenk her) am umgeschlagenen Teil auf der *Handschuhinnenseite* und ziehen Sie ihn über die Hand.	Sterile Handschuhe sind so verpackt, dass der rechte Handschuh rechts vom linken und auf beiden Seiten der Daumen nach aussen liegt. Die Handschuhe liegen also mit der Handinnenseite nach oben auf der sterilen inneren Verpackung. Das abwechselnde Fassen von der Innen- bzw. Aussenseite her garantiert ein kontaminationsloses Anziehen der Handschuhe.	☐ richtig ☐ falsch ☐ nicht ausgeführt
	Nun schieben Sie die Finger der sterilen Hand beim verbleibenden Handschuh von den Fingern her unter den Umschlag (Handschuhaussenseite), heben die Handschuhöffnung an und fahren mit der noch unsterilen Hand hinein.		☐ richtig ☐ falsch ☐ nicht ausgeführt
	Ziehen Sie jetzt den zweiten Handschuh über die Hand, wobei die Finger der führenden Hand immer unter dem Umschlag verborgen bleiben müssen.		☐ richtig ☐ falsch ☐ nicht ausgeführt

HANDLUNGSSCHRITTE	BESCHREIBUNG	BEGRÜNDUNG	BEOBACHTUNGEN
Nachsorge			
Optimalen Schutz garantieren	Versichern Sie sich, dass Sie die Sterilität der Handschuhe wahren konnten. Sollte dies nicht der Fall sein, ziehen Sie ein neues Paar über.	Die Sicherheit der Patientin/des Patienten wird erhöht.	☐ richtig ☐ falsch ☐ nicht ausgeführt
Materialentsorgung	Ziehen Sie die Handschuhe nach der Intervention so aus, dass beim ersten die Innenseite vom Handgelenk aus über die Hand gezogen wird. Der ausgezogene Handschuh wird in der anderen Hand zusammengeknüllt, bevor der zweite Handschuh ebenfalls mit der Innenseite über die Hand gezogen wird. Entsorgen Sie die verschmutzten Handschuhe direkt in den Abfalleimer.	Durch das Überstülpen der Innenseite nach aussen, werden Verunreinigungen eingeschlossen.	☐ richtig ☐ falsch ☐ nicht ausgeführt

Notizen

2.2 Einen Blasendauerkatheter legen – mit Assistenz – Handlungsablauf

HANDLUNGSSCHRITTE	AUSFÜHRENDE	ASSISTENZ	BEGRÜNDUNG	HINWEISE
Vorbereitung				
Kenntnisse prüfen	Prüfen Sie, ob Ihre Kenntnisse über Indikation,Durchführung und mögliche Komplikationen der Handlung und deren Bedeutung für die Patientin/den Patienten ausreichend sind.		Es muss für eine korrekte und situationsgerechte Durchführung der Handlung jederzeit Gewähr bestehen.	Sollten Sie sich nicht sicher fühlen, ziehen Sie eine dipl. Pflegefachperson zurate und lassen Sie sich die Handlung und das notwendige Fachwissen nochmals erklären.
Verordnung und Dokumentation prüfen	Informieren Sie sich in der Dokumentation über die genaue Verordnung. Bei Latexallergien muss ein Silikonkatheter verordnet werden.		Dass die Handlung an Sie delegiert wird, bedeutet, dass Sie für die korrekte Ausführung verantwortlich und haftbar sind.	*Bei der Frau:* Beachten Sie besonders die verordnete Kathetergrösse in Charrière (Ch) und das Material (Silikon, Latex usw.) *Beim Mann:* Beachten Sie die verordnete Kathetergrösse in Ch, den Typ (Nélaton, Tiemann usw.) und das Material.
Information/emotionale Situation der Patientin/des Patienten	Versichern Sie sich, dass die Patientin/der Patient vom Arzt über die Einlage eines transurethralen Blasenkatheters informiert wurde, und klären Sie gegebenenfalls verbleibende Fragen und Unsicherheiten.		Die Patientin/der Patient hat das ethisch begründbare Recht auf eine umfassende Information. Die transurethrale Blasenkatheterisierung stellt einen Eingriff in die Intimsphäre dar und kann mit Angst- und Schamgefühlen einhergehen.	Die Intervention setzt neben Handlungskompetenz auch psychologisches Feingefühl und Respekt voraus.

HANDLUNGSSCHRITTE	AUSFÜHRENDE	ASSISTENZ	BEGRÜNDUNG	HINWEISE
Vorbereitung				
Material vorbereiten	Händedesinfektion. Legen Sie das notwendige sterile Material auf einem desinfizierten Wagen bereit: – Einmalhandschuhe, – Abfallbehälter, – Schutzunterlage, – Händedesinfektionsmittel, – 2 Dauerkatheter, – 1 steriles Abdecktuch, um eine sterile Ablagefläche zur Verfügung zu haben, – 1 Paar sterile Handschuhe und eine sterile anatomische Pinzette *oder* 2 Paar sterile Handschuhe, – Schleimhautdesinfektionsmittel mit einer sterilen Schale, – 6 sterile Kugeltupfer, – Gleitmittel, evtl. mit anästhesierender Wirkung (z.B. Instillagel®), – 1 sterile Auffangschale für den Urin, – Urinableitungssystem mit Rückflussventil, Aufhängevorrichtung, – 10-ml-Spritze mit Aufziehnadel und 10 ml *Aqua destillata* zum Füllen des Katheterballons. Überprüfen Sie bei allen sterilen Materialien das Ablaufdatum.	Händedesinfektion. Helfen Sie nach Absprache beim Bereitstellen des Materials.	Es besteht Gewähr für eine ökonomische, prozesshafte und situationsgerechte Ausführung der Pflegeintervention. Zur Reduktion nosokomialer Infekte bei der Einlage von Drainagen in das Körperinnere ist absolute Sterilität des Materials Voraussetzung.	Vor der Kathetereinlage ist generell eine Intimpflege vorzunehmen. Beachten Sie im Weiteren den Hausstandard: – Wenn Sie die Kathetereinlage oder die Schleimhautdesinfektion nicht mit der Pinzette vornehmen, benötigen Sie 2 Paar sterile Handschuhe. – Verwenden Sie evtl. 1 steriles Lochtuch. – Der zweite Katheter ist als Reserve gedacht. – Erkundigen Sie sich, ob ein Katheterset zur Verfügung steht und welches Material darin enthalten ist.

HANDLUNGSSCHRITTE	AUSFÜHRENDE	ASSISTENZ	BEGRÜNDUNG	HINWEISE
Vorbereitung				
Vorbereiten des Zimmers	Halten Sie die persönlichen antiseptischen Regeln ein (Hände waschen, desinfizieren usw.).	Vermeiden Sie im Zimmer der Patientin/des Patienten Zugluft, schliessen Sie die Fenster und halten Sie die persönlichen antiseptischen Regeln ein (Hände waschen, desinfizieren usw.)	Damit wird eine Kontamination des Materials verhindert und das Risiko nosokomialer Infektionen reduziert.	
	Stellen Sie ein ungestörtes Arbeiten sicher (Mitpatientinnen/en, Besucher/innen usw.), installieren Sie den Blickschutz, sorgen Sie für ausreichende Beleuchtung.		Die Intim- und Privatsphäre der Patientin/des Patienten soll so weit als möglich beachtet werden. Sie sorgen so zugleich für optimale, effiziente Arbeitsbedingungen.	
Material auf der Arbeitsfläche vorbereiten	Trennen Sie die Arbeitsfläche in einen sterilen und einen unsterilen Bereich. Bereiten Sie den Abfalleimer vor (Abwurf). Auf der unsterilen Fläche legen Sie ungeöffnet die folgenden Materialien bereit: Einmalhandschuhe, Hände- und Schleimhautdesinfektionsmittel, Urinableitesystem, 1 Paar sterile Handschuhe, 10-ml-Spritze, Nadel, *Aqua destillata* und Gleitmittel. Schaffen Sie mit dem Abdecktuch eine sterile Fläche. Öffnen Sie unter Berücksichtigung der Asepsis das Kathe-	Entfernen Sie die äussere Verpackung des Katheters.	Korrektes und systematisches Anordnen des Materials ermöglicht das Arbeiten nach aseptischen Prinzipien und die sofortige Entsorgung des verschmutzten Materials.	Die Vorbereitung der Arbeitsfläche erfolgt gemäss *Training & Transfer Pflege, Heft 4, Wundversorgung,* Handlungsablauf *Steriles Material bereitstellen.* Harnwegsinfektionen zählen zu den häufigsten nosokomialen Infektionen. Bis zu 40 % davon sind auf die Einlage eines Blasendauerkatheters zurückzuführen. Die Beachtung der Hygienerichtlinien ist also unabdingbar.

HANDLUNGSSCHRITTE	AUSFÜHRENDE	ASSISTENZ	BEGRÜNDUNG	HINWEISE
Vorbereitung				
	terset oder die einzelnen sterilen Materialien (evtl. Pinzette, sterile Schale mit Kugeltupfern, Urinauffangschale) und ordnen Sie es ohne Kontamination auf der sterilen Fläche an.			
Durchführung an der Patientin				
♀ **Betreuung der Patientin während der Katheterisierung**	Informieren Sie die Patientin während der Katheterisierung laufend über alle Schritte und beobachten Sie sie regelmässig.		Informationen geben der Patientin das Gefühl von Kontrolle und Sicherheit. Sie helfen, Ängste abzubauen. Gutes Beobachten hilft der Pflegefachperson, zu erkennen, ob die Prozedur für die Patientin schmerzhaft ist.	Tragen Sie evtl. einen Mundschutz.
Lagerung		Decken Sie die Patientin ab und halten Sie sie dazu an, sich in der Rückenlage hinzulegen, oder unterstützen Sie sie dabei. Schieben Sie die flüssigkeitsdichte Schutzunterlage unter das Becken der Patientin. Decken Sie die Patientin nochmals zu.	Durch eine optimale Lage kann die transurethrale Katheterisierung schnell und den aseptischen Richtlinien entsprechend korrekt durchgeführt werden.	Das Material muss so weit bereitstehen, dass die Katheterisierung sofort und effizient durchgeführt werden kann.
Desinfektion 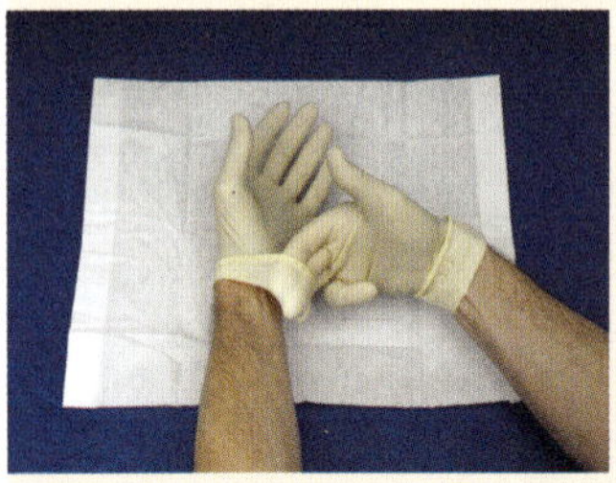 → SEITE 17/18	Ziehen Sie sterile Handschuhe an. Wird nicht mit der Pinzette gearbeitet, ziehen Sie an der führenden Hand einen zweiten sterilen Handschuh über. Breiten Sie evtl. das Lochtuch mit dem Schlitz nabelwärts so	Wenn nicht mit der Pinzette gearbeitet wird, reichen Sie das zweite Paar Handschuhe steril an. Decken Sie die Patientin ab und fordern Sie sie auf, beide Beine aufzustellen und zu spreizen, oder	Sterile Handschuhe gestatten aseptisches Arbeiten. Das Lochtuch verhindert die Kontamination des Katheters vor dem Einführen in die Harnröhre.	

HANDLUNGSSCHRITTE	AUSFÜHRENDE	ASSISTENZ	BEGRÜNDUNG	HINWEISE
Durchführung an der Patientin				
	aus, dass die Harnröhre gut zugänglich bleibt.	unterstützen Sie sie dabei.		
	Mit der nicht führenden Hand (Rechtshänder links und umgekehrt) spreizen Sie die Labien. Die Hand bleibt in dieser Position, bis der Katheter eingeführt ist.	Tränken Sie die Kugeltupfer mit Schleimhautdesinfektionsmittel. Ziehen Sie in der 10-ml-Spritze *Aqua destillata* auf und legen Sie die gefüllte Spritze bereit.		Die Desinfektion und Katheterisierung kann auf drei unterschiedliche Weisen erfolgen: 1. Die Desinfektion wird mit einem sterilen Handschuh durchgeführt, der Katheter wird mit einer sterilen Pinzette eingelegt. 2. Die Desinfektion wird mit der sterilen Pinzette durchgeführt, der Katheter wird mit einem sterilen Handschuh eingelegt. 3. Es werden an der führenden Hand (Rechtshänderinnen rechts und umgekehrt) zwei gut sitzende Handschuhe angezogen. Nach der Desinfektion von Hand wird der zweite Handschuh entfernt. Achten Sie dabei besonders auf die Sterilität des verbleibenden ersten Handschuhs.
	Machen Sie die Patientin darauf aufmerksam, dass das Desinfektionsmittel sich kalt anfühlt. Mit der Arbeitshand desinfizieren Sie nun die äusseren und inneren Labien mit je zwei Tupfern.		Die Desinfektion dient der Beseitigung von Bakterien aus der Umgebung.	
	Führen Sie die Wischdesinfektion von der Symphyse Richtung Anus durch, beachten Sie die Einwirkzeit des Mittels. Desinfizieren Sie mit dem fünften Tupfer die Harnröhre. Entsorgen Sie die Tupfer direkt in den Abfalleimer. Legen Sie den sechsten Tupfer vor die Vagina.			
Verschmutzten Handschuh ausziehen		Bei Variante 3 (Durchführung ohne Pinzette) ziehen Sie den verunreinigten Handschuh korrekt aus und entsorgen ihn in den Abfallbehälter.		Das korrekte Ausziehen der Handschuhe erfolgt gemäss dem Handlungsablauf *Sterile Handschuhe anziehen.*

HANDLUNGSSCHRITTE	AUSFÜHRENDE	ASSISTENZ	BEGRÜNDUNG	HINWEISE
Durchführung an der Patientin				
Gleitmittel einbringen	Tragen Sie Gleitmittel auf die Katheterspitze und um die Harnröhrenöffnung auf, den Rest bringen Sie in die Harnröhre ein. Führen Sie dazu die Spitze der Spritze vorsichtig in die Öffnung. Spritzen Sie das Gleitmittel sehr langsam in die Harnröhre. Entsorgen Sie die leere Spritze direkt in den Abfalleimer. Bei anästhesierendem Gleitmittel beachten Sie dessen Einwirkzeit.	Reichen Sie das Gleitmittel steril an. Danach öffnen Sie die innere Katheterverpackung an der Katheterspitze und halten sie Ihrer Kollegin unter Wahrung der Sterilität hin.	Durch das Gleitmittel werden Schleimhautverletzungen der Harnröhre vermieden – so lässt sich das Risiko von späterer Harnröhrenstrikturen vermindern. Die Schmerzlinderung durch das Lokalanästhetikum verhindert eine Kontraktion des *Musculus sphincter externus*.	
Katheter fassen	Stellen Sie die sterile Auffangschale zwischen die Beine der Patientin (auf das sterile Lochtuch). Fassen Sie den Katheter etwa 4 cm unterhalb der Spitze mit Daumen und Zeigefinger der Arbeitshand (oder mit der Pinzette), ziehen Sie ihn aus der Verpackung und klemmen Sie das Ende über dem Handrücken zwischen Ring- und kleinem Finger fest.	Reichen Sie den Katheter steril an.	So wird verhindert, dass Urin ins Bett fliesst. Urin für allfällige Untersuchungen kann aus der sterilen Schale entnommen werden. Das Katheterende wird vor Kontamination aus der unsterilen Umgebung geschützt.	

HANDLUNGSSCHRITTE	AUSFÜHRENDE	ASSISTENZ	BEGRÜNDUNG	HINWEISE
Durchführung an der Patientin				
Katheter einführen 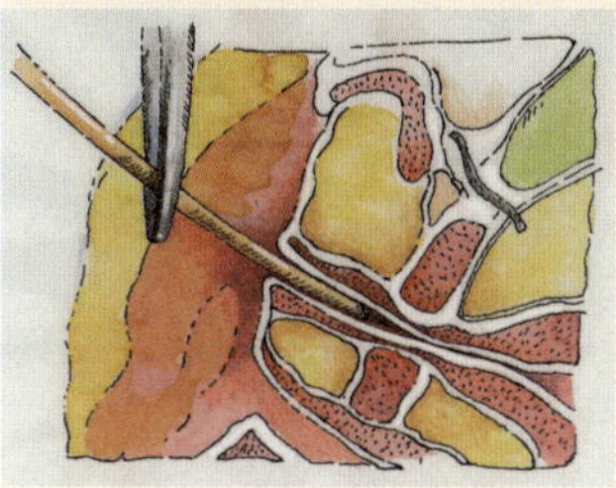 → SEITE 64	Führen Sie den Katheter durch Nachfassen so weit in die Harnröhre ein, bis Urin in die Auffangschale fliesst. Schieben Sie den Katheter um weitere 2–3 cm vor und fixieren Sie ihn nun mit der nicht führenden Hand in dieser Position.	Ziehen Sie Einmalhandschuhe an. Schliessen Sie den sterilen Urinableitungsschlauch am Katheterende an.	Der Ballon liegt hinter den Katheteraugen, durch die der Urin abfliesst. Das Vorschieben verhindert, dass der Ballon noch in der Harnröhre gefüllt wird.	
Katheter blocken 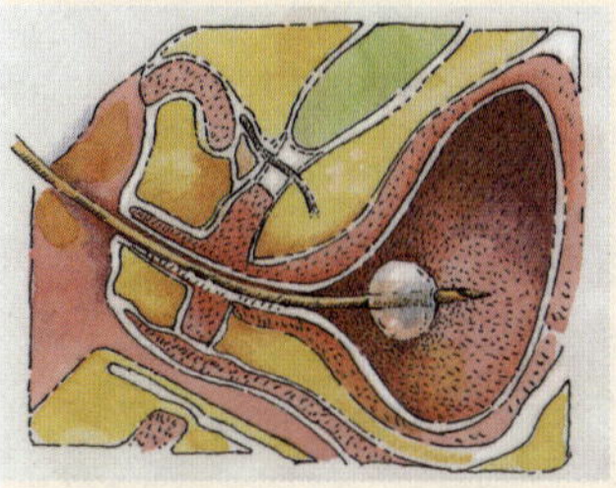 → SEITE 64	Füllen Sie den Ballon über das Ventil mit der vom Hersteller angegebenen Menge *Aqua destillata.* Fragen Sie die Patientin, ob sie dabei Schmerzen verspürt. Ziehen Sie den Katheter vorsichtig zurück, bis Widerstand spürbar wird.	Reichen Sie das aufgezogene *Aqua destillata* an. Befestigen Sie das sterile Urinauffangsystem.	Der Katheter wird durch den Ballon in der Blase gesichert, er kann nicht mehr herausrutschen. *Aqua destillata* kristallisiert nicht aus (anders als NaCl 0,9 %), sodass der Ballon vor dem Entfernen des Katheters jederzeit ohne Schwierigkeiten entleert werden kann. Falls Schmerzen auftreten, ist die Lage des Ballons nicht korrekt.	Sobald Sie als Ausführende die Spritze mit *Aqua destillata* entgegennehmen, ist Ihre Arbeitshand nicht mehr steril. Das Auffüllen des Ballons kann nach Absprache auch von der Assistenz durchgeführt werden.
Urinabfluss	Lassen Sie bei stark gefüllter Blase maximal 500 ml Urin abfliessen und klemmen Sie danach den Ableitungsschlauch des Auffangsystems mit einer Plastikklemme ab. Lassen Sie nach jeweils 30 Minuten Wartezeit weitere 500 ml Urin abfliessen, bis die Blase entleert ist.		Durch Ablassen von maximal 500 ml Urin kann ein Druckausgleich im kleinen Becken hergestellt werden. Eine Blasenatonie wird dadurch verhindert.	

HANDLUNGSSCHRITTE	AUSFÜHRENDE	ASSISTENZ	BEGRÜNDUNG	HINWEISE
Durchführung an der Patientin				
	Danach lassen Sie den Abfluss je nach Verordnung offen oder öffnen ihn intermittierend.			
Wohlbefinden fördern	Entfernen Sie den sechsten Tupfer vor der Vagina, die Auffangschale und das Lochtuch; reinigen Sie die Intimgegend der Patientin oder leiten Sie sie dabei an.	Unterstützen Sie die Patientin dabei, die gewünschte Lage einzunehmen.	Das Wohlbefinden der Patientin wird erhöht.	
Durchführung am Patienten				
♂ **Betreuung des Patienten während der Katheterisierung**	Informieren Sie den Patienten während der Katheterisierung laufend über alle Schritte und beobachten Sie ihn regelmässig.		Informationen geben dem Patienten das Gefühl von Kontrolle und Sicherheit und helfen, Ängste abzubauen. Gutes Beobachten hilft der Pflegefachperson, zu erkennen, ob die Prozedur für den Patienten schmerzhaft ist.	Tragen Sie evtl. einen Mundschutz.
Lagerung		Decken Sie den Patienten ab und halten Sie ihn an, sich in Rückenlage hinzulegen, oder unterstützen Sie ihn dabei. Die flüssigkeitsdichte Schutzunterlage wird unter das Becken des Patienten geschoben. Decken Sie den Patienten noch einmal zu.	Durch eine optimale Lage kann die transurethrale Blasenkatheterisierung schnell und den aseptischen Richtlinien entsprechend korrekt durchgeführt werden.	Das Material muss so weit bereitstehen, dass die Katheterisierung sofort und effizient durchgeführt werden kann.
Desinfektion	Ziehen Sie sterile Handschuhe an. Wird nicht mit der Pinzette gearbeitet, ziehen Sie an der führenden Hand ei-	Wenn nicht mit der Pinzette gearbeitet wird, reichen Sie das zweite Paar Handschuhe steril an.	Sterile Handschuhe gestatten aseptisches Arbeiten.	Wenn Sie die sterilen Handschuhe angezogen haben, dürfen Sie keine unsterilen Gegenstände mehr berühren.

HANDLUNGSSCHRITTE	AUSFÜHRENDE	ASSISTENZ	BEGRÜNDUNG	HINWEISE
Durchführung am Patienten				
	nen zweiten sterilen Handschuh über.			
	Breiten Sie evtl. das Lochtuch mit dem Schlitz nabelwärts so aus, dass der Penis auf der sterilen Fläche liegt.	Decken Sie den Patienten ab. Lassen Sie ihn die Beine spreizen oder unterstützen Sie ihn dabei.	Das Lochtuch verhindert eine Kontamination des Katheters vor dem Einführen in die Harnröhre.	Bei einer bestehenden Phimose darf das *Präputium* nicht ganz hinter die *Glans* geschoben werden.
	Schieben Sie das *Präputium* mit der nicht führenden Hand (Rechtshänder links und umgekehrt) ohne Kraftanwendung zurück. Die Hand bleibt in dieser Position, bis der Katheter eingeführt ist.	Tränken Sie die Kugeltupfer mit Schleimhautdesinfektionsmittel. Ziehen Sie *Aqua destillata* in die 10-ml-Spritze auf und legen Sie die gefüllte Spritze bereit.	Muss beim Zurückschieben des *Präputiums* Kraft aufgewendet werden, deutet dies auf eine Phimose hin.	Die Desinfektion und Katheterisierung kann auf drei unterschiedliche Weisen erfolgen: 1. Die Desinfektion wird mit einem sterilen Handschuh durchgeführt, anschliessend wird der Katheter mit einer sterilen Pinzette eingelegt. 2. Die Desinfektion wird mit der sterilen Pinzette durchgeführt, dann wird der Katheter mit einem sterilen Handschuh eingelegt. 3. Es werden an der führenden Hand (Rechtshänderinnen rechts und umgekehrt) zwei gut sitzende Handschuhe angezogen. Nach der Desinfektion von Hand wird der zweite Handschuh entfernt. Achten Sie dabei besonders auf die Sterilität des verbleibenden ersten Handschuhs.
	Machen Sie den Patienten darauf aufmerksam, dass das Desinfektionsmittel sich kalt anfühlt. Desinfizieren Sie mit der Arbeitshand *Glans penis* und Harnröhrenöffnung zuerst kreisförmig, danach in Richtung Peniswurzel von der Harnröhre weg, je zweimal. Verwenden Sie dazu jeweils einen neuen Tupfer. Mit dem letzten Tupfer desinfizieren Sie die leicht gespreizte Harnröhrenöffnung nochmals. Beachten Sie die Einwirkzeit des Mittels.		Die Desinfektion dient der Beseitigung von Bakterien aus der Harnröhrenumgebung.	

HANDLUNGSSCHRITTE	AUSFÜHRENDE	ASSISTENZ	BEGRÜNDUNG	HINWEISE
Durchführung am Patienten				
	Entsorgen Sie die Tupfer direkt in den Abfallbehälter.			
Verschmutzten Handschuh ausziehen		Bei Variante 3 (Durchführung ohne Pinzette) ziehen Sie den verunreinigten Handschuh korrekt aus und entsorgen ihn in den Abfallbehälter.		Das korrekte Ausziehen der Handschuhe erfolgt gemäss dem Handlungsablauf *Sterile Handschuhe anziehen.*
Gleitmittel einbringen	Tragen Sie auf die Katheterspitze und um die Harnröhrenöffnung Gleitmittel auf und bringen Sie den Rest in die Harnröhre ein. Führen Sie dazu die Spitze der Spritze vorsichtig in die Öffnung und spritzen Sie das Gleitmittel sehr langsam hinein. Pressen Sie mit den Fingern den Penis hinter der *Glans* leicht zusammen, damit das Gleitmittel nicht herausfliesst. Entsorgen Sie die leere Spritze direkt in den Abfallbehälter. Beachten Sie bei anästhesierendem Gleitmittel die Einwirkzeit.	Reichen Sie das Gleitmittel steril an. Öffnen Sie danach die innere Katheterverpackung an der Katheterspitze und halten Sie sie Ihrer Kollegin unter Wahrung der Sterilität hin.	Durch das Gleitmittel werden Schleimhautverletzungen der Harnröhre vermieden – so lässt sich das Risiko späterer Harnröhrenstrikturen vermindern. Die Schmerzlinderung durch das Lokalanästhetikum verhindert eine Kontraktion des *Musculus sphincter externus.*	
Katheter fassen	Stellen Sie die sterile Auffangschale zwischen die Beine des Patienten (auf das sterile Lochtuch). Fassen Sie den Katheter etwa 4 cm unterhalb der Spitze mit Daumen und Zei-	Reichen Sie den Katheter steril an.	So wird verhindert, dass Urin in das Bett fliesst. Urin für allfällige Untersuchungen kann aus der sterilen Schale entnommen werden. Das Katheterende wird vor Kontamination aus	

HANDLUNGSSCHRITTE	AUSFÜHRENDE	ASSISTENZ	BEGRÜNDUNG	HINWEISE
Durchführung am Patienten				
	gefinger der Arbeitshand (oder mit der Pinzette), ziehen Sie ihn aus der Verpackung und klemmen Sie das Ende über dem Handrücken zwischen Ring- und kleinem Finger fest.		der unsterilen Umgebung geschützt.	
Katheter einführen 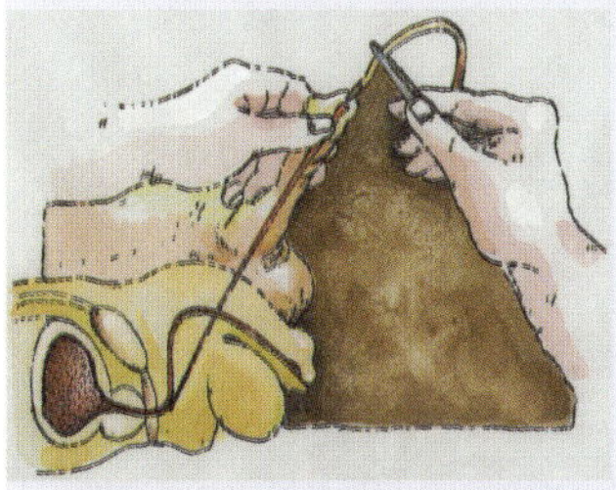 → SEITE 65	Strecken Sie den Penis zuerst Richtung Decke und führen Sie dann den Katheter durch Nachfassen ca. 15 cm in die Harnröhre ein, anschliessend strecken Sie den Penis Richtung Fussende und schieben den Katheter nach, bis Urin in die Auffangschale fliesst. Schieben Sie den Katheter um weitere 2–3 cm vor und fixieren Sie ihn nun mit der nicht führenden Hand in dieser Position.	Ziehen Sie Einmalhandschuhe an. Schliessen Sie den sterilen Urinableiteschlauch am Katheterende an.	Durch das Strecken des Penis Richtung Decke und, wenn der Kathether ca. 15 cm eingeführt ist, Richtung Fussende werden die anatomischen Krümmungen *(via falsa)* besser überwunden. Die Verletzungsgefahr wird reduziert. Der Ballon liegt hinter den Katheteraugen, durch die der Urin abfliesst. Das Vorschieben verhindert, dass der Ballon noch in der Harnröhre gefüllt wird.	
Katheter blocken	Füllen Sie den Ballon über das Ventil mit der angegebenen Menge *Aqua destillata*. Fragen Sie den Patienten, ob er dabei Schmerzen verspürt. Ziehen Sie den Katheter vorsichtig zurück, bis Widerstand spürbar wird.	Reichen Sie das aufgezogene *Aqua destillata* an. Befestigen Sie das sterile Urinauffangsystem.	Der Katheter wird durch den Ballon in der Blase gesichert, er kann nicht mehr herausrutschen. *Aqua destillata* kristallisiert (anders als NaCl 0,9 %) nicht aus, sodass der Ballon jederzeit ohne Schwierigkeiten entleert werden kann. Treten Schmerzen auf, ist die Position des Ballons nicht korrekt.	Sobald Sie als Ausführende die Spritze mit *Aqua destillata* entgegennehmen, ist Ihre Arbeitshand nicht mehr steril. Das Auffüllen des Ballons kann nach Absprache auch von der Assistenz durchgeführt werden.

HANDLUNGSSCHRITTE	AUSFÜHRENDE	ASSISTENZ	BEGRÜNDUNG	HINWEISE
Durchführung am Patienten				
Urinabfluss	Lassen Sie bei stark gefüllter Blase maximal 500 ml Urin abfliessen und klemmen Sie danach den Ableitungsschlauch des Auffangsystems mit einer Plastikklemme ab. Nach jeweils 30 Minuten Wartezeit lassen Sie weitere 500 ml Urin abfliessen, bis die Blase entleert ist. Danach lassen Sie den Abfluss je nach Verordnung offen oder öffnen ihn intermittierend.		Durch das Ablassen von maximal 500 ml Urin kann ein Druckausgleich im kleinen Becken hergestellt werden. Eine Blasenatonie wird dadurch verhindert.	
Wohlbefinden fördern	Entfernen Sie die Auffangschale und das Lochtuch. Ziehen Sie das *Präputium* wieder über die *Glans*. Reinigen Sie die Intimgegend des Patienten oder leiten Sie ihn dabei an.	Unterstützen Sie den Patienten dabei, die gewünschte Lage einzunehmen.	Das Wohlbefinden des Patienten wird erhöht. Wird das *Präputium* nicht über die *Glans* gezogen, besteht die Gefahr einer Paraphimose.	

HANDLUNGSSCHRITTE	AUSFÜHRENDE	ASSISTENZ	BEGRÜNDUNG	HINWEISE
Nachsorge				
♀♂ **Anleiten im Umgang mit dem Blasenkatheter**	Fordern Sie die Patientin/den Patienten auf, sich bei Schwierigkeiten, ungewöhnlichen Begleiterscheinungen wie Schmerzen, Brennen in der Harnröhre, Harndrang, Urinverfärbungen oder fehlendem Urin sofort zu melden. Instruieren Sie die Patientin/den Patienten, dass der Auffangbeutel immer unterhalb des Blasenniveaus befestigt und eine Siphonbildung des ableitenden Schlauches verhindert werden muss.		Komplikationen können frühzeitig erkannt werden, eine Abflussstörung oder ein Urinrückfluss lässt sich verhindern. Verhindert wird auch, dass sich im Ableitungsschlauch Bakterien ansammeln.	Die Information und Anleitung kann nach Absprache auch von der Assistenz durchgeführt werden.
Beurteilung der Pflegehandlung	Versichern Sie sich, dass die Patientin/der Patient Ihre Anweisungen verstanden hat, fragen Sie nach, ob sie/er zufrieden ist. Klären Sie auch, ob allenfalls weitere Fragen oder Unsicherheiten bestehen.		Die Interventionen werden mit der Patientin/dem Patienten überprüft.	
Materialentsorgung	Ziehen Sie die Handschuhe korrekt aus und entsorgen Sie sie mit allen Einwegmaterialien direkt in den Abfalleimer. Reinigen Sie Auffang- und Desinfektionsschale, Pinzette, Nadel usw. fachgerecht, geben Sie das Material zur Aufbereitung in die Sterili-	Händedesinfektion.		

HANDLUNGSSCHRITTE	AUSFÜHRENDE	ASSISTENZ	BEGRÜNDUNG	HINWEISE
Nachsorge				
	sation und/oder entsorgen Sie es. Desinfizieren Sie die verwendete Ablagefläche. Desinfizieren Sie sich die Hände.			
Dokumentation	Halten Sie die Pflegeintervention mit Charrière des Katheters, Blockungsmenge und entleerter Urinmenge in der Pflegedokumentation fest. Notieren Sie auch Schwierigkeiten, Beschwerden der Patientin/des Patienten und weitere Beobachtungen.	Die Pflegekontinuität wird gesichert.		

EINEN BLASENDAUERKATHETER LEGEN – MIT ASSISTENZ – ARBEITSAUFTRAG

Auftrag

Führen Sie auf der Grundlage der vorhandenen Kenntnisse, des Fallbeispiels und des Vorkenntnistests den Handlungsablauf *Einen Blasendauerkatheter legen – mit Assistenz,* bei einer Patientin oder einem Patienten durch.
Der Auftrag wird an einer Pflegepuppe durchgeführt.

Sozialform

Gruppenarbeit

Verteilen Sie unter sich die folgenden Rollen:

- 1 Pflegefachperson als Instrumentierende/Instrumentierender
- 1 Pflegefachperson als Assistenz
- 1 Beobachterin/Beobachter

Medien

Ausführender oder Ausführende und Assistenz benutzen den Handlungsablauf und die Beobachterin oder der Beobachter die Beobachtungscheckliste zur Überprüfung und Unterstützung.

Die Intervention wird abwechslungsweise geübt.

Zeit

90 Minuten

Feedback nach der Übung

Pflegefachperson

- Was ist mir gut gelungen?
- Wo fühlte ich mich sicher?
- Wo traten Schwierigkeiten oder Unsicherheiten auf?
- Welche Erkenntnisse ziehe ich daraus?

Assistenz

- Was ist mir gut gelungen?
- Wo fühlte ich mich sicher?
- Wo traten Schwierigkeiten oder Unsicherheiten auf?
- Welche Erkenntnisse ziehe ich daraus?

Beobachterin/ Beobachter

gibt der Pflegefachfrau/dem Pflegefachmann und der Assistenz Feedback, wie folgt:

- Wurde das benötigte Material vollständig und korrekt gerichtet?
- War das Vorgehen gemäss der Beobachtungschecklisteliste sorgfältig und korrekt?
- Wurde bei Unklarheiten nachgefragt?
- Wurden die Prinzipien der Asepsis und Antisepsis eingehalten?
- Hat die/der Pflegende atraumatisch gearbeitet?
- Hatte die Patientin/der Patient Gelegenheit, Fragen zu stellen oder Unsicherheiten zu äussern?
- Wurde die Patientin/der Patient laufend informiert?

Überlegungen zum Ablauf werden in der Abschlussphase gemeinsam reflektiert.

Einen Blasendauerkatheter legen – mit Assistenz – Beobachtungscheckliste

HANDLUNGSSCHRITTE	AUSFÜHRENDE	ASSISTENZ	BEGRÜNDUNG	BEOBACHTUNGEN
Vorbereitung				
Kenntnisse prüfen	Prüfen Sie, ob Ihre Kenntnisse über Indikation, Durchführung und mögliche Komplikationen der Handlung und deren Bedeutung für die Patientin/den Patienten ausreichend sind.		Es muss für eine korrekte und situationsgerechte Durchführung der Handlung jederzeit Gewähr bestehen.	☐ richtig ☐ falsch ☐ nicht ausgeführt
Verordnung und Dokumentation prüfen	Informieren Sie sich in der Dokumentation über die genaue Verordnung. Bei Latexallergien muss ein Silikonkatheter verordnet werden.		Dass die Handlung an Sie delegiert wird, bedeutet, dass Sie für die korrekte Ausführung verantwortlich und haftbar sind.	☐ richtig ☐ falsch ☐ nicht ausgeführt
Information/emotionale Situation der Patientin/des Patienten	Versichern Sie sich, dass die Patientin/der Patient vom Arzt über die Einlage eines transurethralen Blasenkatheters informiert wurde, und klären Sie gegebenenfalls verbleibende Fragen und Unsicherheiten.		Die Patientin/der Patient hat das ethisch begründbare Recht auf eine umfassende Information. Die transurethrale Blasenkatheterisierung stellt einen Eingriff in die Intimsphäre dar und kann mit Angst- und Schamgefühlen einhergehen.	☐ richtig ☐ falsch ☐ nicht ausgeführt
Material vorbereiten	Händedesinfektion. Legen Sie das notwendige sterile Material auf einem desinfizierten Wagen bereit: – Einmalhandschuhe, – Abfallbehälter, – Schutzunterlage, – Händedesinfektionsmittel, – 2 Dauerkatheter, – 1 steriles Abdecktuch, um eine sterile Ablagefläche	Händedesinfektion. Helfen Sie nach Absprache beim Bereitstellen des Materials.	 Es besteht Gewähr für eine ökonomische, prozesshafte und situationsgerechte Ausführung der Pflegeintervention. Zur Reduktion nosokomialer Infekte bei der Einlage von Drainagen in das Körperinnere ist absolute Sterilität des Materials Voraussetzung.	☐ richtig ☐ falsch ☐ nicht ausgeführt

HANDLUNGSSCHRITTE	AUSFÜHRENDE	ASSISTENZ	BEGRÜNDUNG	BEOBACHTUNGEN
Vorbereitung				
	zur Verfügung zu haben, – 1 Paar sterile Handschuhe und eine sterile anatomische Pinzette *oder* 2 Paar sterile Handschuhe, – Schleimhautdesinfektionsmittel mit einer sterilen Schale, – 6 sterile Kugeltupfer, – Gleitmittel, evtl. mit anästhesierender Wirkung (z. B. Instillagel®), – 1 sterile Auffangschale für den Urin, – Urinableitungssystem mit Rückflussventil, Aufhängevorrichtung, – 10-ml-Spritze mit Aufziehnadel und 10 ml *Aqua destillata* zum Füllen des Katheterballons. Überprüfen Sie bei allen sterilen Materialien das Ablaufdatum.			☐ richtig ☐ falsch ☐ nicht ausgeführt
Vorbereiten des Zimmers	Halten Sie die persönlichen antiseptischen Regeln ein (Hände waschen, desinfizieren usw.).	Vermeiden Sie im Zimmer der Patientin/des Patienten Zugluft, schliessen Sie die Fenster und halten Sie die persönlichen antiseptischen Regeln ein (Hände waschen, desinfizieren usw.)	Damit wird eine Kontamination des Materials verhindert und das Risiko nosokomialer Infektionen reduziert.	☐ richtig ☐ falsch ☐ nicht ausgeführt
	Stellen Sie ein ungestörtes Arbeiten sicher (Mitpatientinnen/en, Besucher/innen usw.), installieren Sie den Blickschutz, sorgen Sie für ausreichende Beleuchtung.		Die Intim- und Privatsphäre der Patientin/des Patienten soll so weit als möglich beachtet werden. Sie sorgen so zugleich für optimale, effiziente Arbeitsbedingungen.	☐ richtig ☐ falsch ☐ nicht ausgeführt

HANDLUNGSSCHRITTE	AUSFÜHRENDE	ASSISTENZ	BEGRÜNDUNG	BEOBACHTUNGEN
Vorbereitung				
Material auf der Arbeitsfläche vorbereiten	Trennen Sie die Arbeitsfläche in einen sterilen und einen unsterilen Bereich. Bereiten Sie den Abfalleimer vor (Abwurf).	Entfernen Sie die äussere Verpackung des Katheters.	Korrektes und systematisches Anordnen des Materials ermöglicht das Arbeiten nach aseptischen Prinzipien und die sofortige Entsorgung des verschmutzten Materials.	☐ richtig ☐ falsch ☐ nicht ausgeführt
	Auf der unsterilen Fläche legen Sie ungeöffnet die folgenden Materialien bereit: Einmalhandschuhe, Hände- und Schleimhautdesinfektionsmittel, Urinableitesystem, 1 Paar sterile Handschuhe, 10-ml-Spritze, Nadel, *Aqua destillata* und Gleitmittel. Schaffen Sie mit dem Abdecktuch eine sterile Fläche.			☐ richtig ☐ falsch ☐ nicht ausgeführt
	Öffnen Sie unter Berücksichtigung der Asepsis das Katheterset oder die einzelnen sterilen Materialien (evtl. Pinzette, sterile Schale mit Kugeltupfer, Urinauffangschale) und ordnen Sie es ohne Kontamination auf der sterilen Fläche an.			☐ richtig ☐ falsch ☐ nicht ausgeführt

HANDLUNGSSCHRITTE	AUSFÜHRENDE	ASSISTENZ	BEGRÜNDUNG	BEOBACHTUNGEN
Durchführung an der Patientin				
♀ **Betreuung der Patientin während der Katheterisierung**	Informieren Sie die Patientin während der Katheterisierung laufend über alle Schritte und beobachten Sie sie regelmässig.		Informationen geben der Patientin das Gefühl von Kontrolle und Sicherheit. Sie helfen, Ängste abzubauen. Gutes Beobachten hilft der Pflegefachperson, zu erkennen, ob die Prozedur für die Patientin schmerzhaft ist.	☐ richtig ☐ falsch ☐ nicht ausgeführt
Lagerung		Decken Sie die Patientin ab und halten Sie sie dazu an, sich in der Rückenlage hinzulegen, oder unterstützen Sie sie dabei. Schieben Sie die flüssigkeitsdichte Schutzunterlage unter das Becken der Patientin. Decken Sie die Patientin nochmals zu.	Durch eine optimale Lage kann die transurethrale Katheterisierung schnell und den aseptischen Richtlinien entsprechend korrekt durchgeführt werden.	☐ richtig ☐ falsch ☐ nicht ausgeführt
Desinfektion	Ziehen Sie sterile Handschuhe an. Wird nicht mit der Pinzette gearbeitet, ziehen Sie an der führenden Hand einen zweiten sterilen Handschuh über.	Wenn nicht mit der Pinzette gearbeitet wird, reichen Sie das zweite Paar Handschuhe steril an.	Sterile Handschuhe gestatten aseptisches Arbeiten.	☐ richtig ☐ falsch ☐ nicht ausgeführt
	Breiten Sie evtl. das Lochtuch mit dem Schlitz nabelwärts so aus, dass die Harnröhre gut zugänglich bleibt.	Decken Sie die Patientin ab und fordern Sie sie auf, beide Beine aufzustellen und zu spreizen, oder unterstützen Sie sie dabei.	Das Lochtuch verhindert die Kontamination des Katheters vor dem Einführen in die Harnröhre.	
	Mit der nicht führenden Hand (Rechtshänder links und umgekehrt) spreizen Sie die Labien. Die Hand bleibt in dieser Position, bis der Katheter eingeführt ist.	Tränken Sie die Kugeltupfer mit Schleimhautdesinfektionsmittel. Ziehen Sie in der 10-ml-Spritze *Aqua destillata* auf und legen Sie die gefüllte Spritze bereit.		☐ richtig ☐ falsch ☐ nicht ausgeführt

HANDLUNGSSCHRITTE	AUSFÜHRENDE	ASSISTENZ	BEGRÜNDUNG	BEOBACHTUNGEN
Durchführung an der Patientin				
	Machen Sie die Patientin darauf aufmerksam, dass das Desinfektionsmittel sich kalt anfühlt. Mit der Arbeitshand desinfizieren Sie nun die äusseren und inneren Labien mit je zwei Tupfern. Führen Sie die Wischdesinfektion von der Symphyse Richtung Anus durch, beachten Sie die Einwirkzeit des Mittels. Desinfizieren Sie mit dem fünften Tupfer die Harnröhre. Entsorgen Sie die Tupfer direkt in den Abfalleimer. Legen Sie den sechsten Tupfer vor die Vagina.		Die Desinfektion dient der Beseitigung von Bakterien aus der Umgebung.	☐ richtig ☐ falsch ☐ nicht ausgeführt
Verschmutzten Handschuh ausziehen		Bei Variante 3 (Durchführung ohne Pinzette) ziehen Sie den verunreinigten Handschuh korrekt aus und entsorgen ihn in den Abfallbehälter.		☐ richtig ☐ falsch ☐ nicht ausgeführt
Gleitmittel einbringen	Tragen Sie Gleitmittel auf die Katheterspitze und um die Harnröhrenöffnung auf, den Rest bringen Sie in die Harnröhre ein. Führen Sie dazu die Spitze der Spritze vorsichtig in die Öffnung. Spritzen Sie das Gleitmittel sehr langsam in die Harnröhre. Entsorgen Sie die leere Spritze direkt in den Abfalleimer. Bei anästhesierendem Gleitmittel beachten Sie dessen Einwirkzeit.	Reichen Sie das Gleitmittel steril an. Danach öffnen Sie die innere Katheterverpackung an der Katheterspitze und halten sie Ihrer Kollegin unter Wahrung der Sterilität hin.	Durch das Gleitmittel werden Schleimhautverletzungen der Harnröhre vermieden – so lässt sich das Risiko von späterer Harnröhrenstrikturen vermindern. Die Schmerzlinderung durch das Lokalanästhetikum verhindert eine Kontraktion des *Musculus sphincter externus*.	☐ richtig ☐ falsch ☐ nicht ausgeführt

HANDLUNGSSCHRITTE	AUSFÜHRENDE	ASSISTENZ	BEGRÜNDUNG	BEOBACHTUNGEN
Durchführung an der Patientin				
Katheter fassen	Stellen Sie die sterile Auffangschale zwischen die Beine der Patientin (auf das sterile Lochtuch). Fassen Sie den Katheter etwa 4 cm unterhalb der Spitze mit Daumen und Zeigefinger der Arbeitshand (oder mit der Pinzette), ziehen Sie ihn aus der Verpackung und klemmen Sie das Ende über dem Handrücken zwischen Ring- und kleinem Finger fest.	Reichen Sie den Katheter steril an.	So wird verhindert, dass Urin ins Bett fliesst. Urin für allfällige Untersuchungen kann aus der sterilen Schale entnommen werden. Das Katheterende wird vor Kontamination aus der unsterilen Umgebung geschützt.	☐ richtig ☐ falsch ☐ nicht ausgeführt
Katheter einführen	Führen Sie den Katheter durch Nachfassen so weit in die Harnröhre ein, bis Urin in die Auffangschale fliesst. Schieben Sie den Katheter um weitere 2–3 cm vor und fixieren Sie ihn nun mit der nicht führenden Hand in dieser Position.	Ziehen Sie Einmalhandschuhe an. Schliessen Sie den sterilen Urinableitungsschlauch am Katheterende an.	Der Ballon liegt hinter den Katheteraugen, durch die der Urin abfliesst. Das Vorschieben verhindert, dass der Ballon noch in der Harnröhre gefüllt wird.	☐ richtig ☐ falsch ☐ nicht ausgeführt
Katheter blocken	Füllen Sie den Ballon über das Ventil mit der vom Hersteller angegebenen Menge *Aqua destillata.* Fragen Sie die Patientin, ob sie dabei Schmerzen verspürt. Ziehen Sie den Katheter vorsichtig zurück, bis Widerstand spürbar wird.	Reichen Sie das aufgezogene *Aqua destillata* an. Befestigen Sie das sterile Urinauffangsystem.	Der Katheter wird durch den Ballon in der Blase gesichert, er kann nicht mehr herausrutschen. *Aqua destillata* kristallisiert nicht aus (anders als NaCl 0,9 %), sodass der Ballon vor dem Entfernen des Katheters jederzeit ohne Schwierigkeiten entleert werden kann. Falls Schmerzen auftreten, ist die Lage des Ballons nicht korrekt.	☐ richtig ☐ falsch ☐ nicht ausgeführt

HANDLUNGSSCHRITTE	AUSFÜHRENDE	ASSISTENZ	BEGRÜNDUNG	BEOBACHTUNGEN
Durchführung an der Patientin				
Urinabfluss	Lassen Sie bei stark gefüllter Blase maximal 500 ml Urin abfliessen und klemmen Sie danach den Ableitungsschlauch des Auffangsystems mit einer Plastikklemme ab. Lassen Sie nach jeweils 30 Minuten Wartezeit weitere 500 ml Urin abfliessen, bis die Blase entleert ist. Danach lassen Sie den Abfluss je nach Verordnung offen oder öffnen ihn intermittierend.		Durch Ablassen von maximal 500 ml Urin kann ein Druckausgleich im kleinen Becken hergestellt werden. Eine Blasenatonie wird dadurch verhindert.	☐ richtig ☐ falsch ☐ nicht ausgeführt
Wohlbefinden fördern	Entfernen Sie den sechsten Tupfer vor der Vagina, die Auffangschale und das Lochtuch; reinigen Sie die Intimgegend der Patientin oder leiten Sie sie dabei an.	Unterstützen Sie die Patientin dabei, die gewünschte Lage einzunehmen.	Das Wohlbefinden der Patientin wird erhöht.	☐ richtig ☐ falsch ☐ nicht ausgeführt

Notizen

HANDLUNGSSCHRITTE	AUSFÜHRENDE	ASSISTENZ	BEGRÜNDUNG	BEOBACHTUNGEN
Durchführung am Patienten				
♂ **Betreuung des Patienten während der Katheterisierung**	Informieren Sie den Patienten während der Katheterisierung laufend über alle Schritte und beobachten Sie ihn regelmässig.		Informationen geben dem Patienten das Gefühl von Kontrolle und Sicherheit und helfen, Ängste abzubauen. Gutes Beobachten hilft der Pflegefachperson, zu erkennen, ob die Prozedur für den Patienten schmerzhaft ist.	☐ richtig ☐ falsch ☐ nicht ausgeführt
Lagerung		Decken Sie den Patienten ab und halten Sie ihn an, sich in Rückenlage hinzulegen, oder unterstützen Sie ihn dabei. Die flüssigkeitsdichte Schutzunterlage wird unter das Becken des Patienten geschoben. Decken Sie den Patienten noch einmal zu.	Durch eine optimale Lage kann die transurethrale Blasenkatheterisierung schnell und den aseptischen Richtlinien entsprechend korrekt durchgeführt werden.	☐ richtig ☐ falsch ☐ nicht ausgeführt
Desinfektion	Ziehen Sie sterile Handschuhe an. Wird nicht mit der Pinzette gearbeitet ziehen Sie an der führenden Hand einen zweiten sterilen Handschuh über. Breiten Sie evtl. das Lochtuch mit dem Schlitz nabelwärts so aus, dass der Penis auf der sterilen Fläche liegt. Schieben Sie das *Präputium* mit der nicht führenden Hand (Rechtshänder links und umgekehrt) ohne Kraftanwendung zurück. Die Hand bleibt in dieser Position, bis der Katheter eingeführt ist.	Wenn nicht mit der Pinzette gearbeitet wird, reichen Sie das zweite Paar Handschuhe steril an. Decken Sie den Patienten ab. Lassen Sie ihn die Beine spreizen oder unterstützen Sie ihn dabei. Tränken Sie die Kugeltupfer mit Schleimhautdesinfektionsmittel. Ziehen Sie *Aqua destillata* in die 10-ml-Spritze auf und legen Sie die gefüllte Spritze bereit.	Sterile Handschuhe gestatten aseptisches Arbeiten. Das Lochtuch verhindert eine Kontamination des Katheters vor dem Einführen in die Harnröhre. Muss beim Zurückschieben des *Präputiums* Kraft aufgewendet werden, deutet dies auf eine Phimose hin.	☐ richtig ☐ falsch ☐ nicht ausgeführt

HANDLUNGSSCHRITTE	AUSFÜHRENDE	ASSISTENZ	BEGRÜNDUNG	BEOBACHTUNGEN
Durchführung am Patienten				
	Machen Sie den Patienten darauf aufmerksam, dass das Desinfektionsmittel sich kalt anfühlt. Desinfizieren Sie mit der Arbeitshand *Glans penis* und Harnröhrenöffnung zuerst kreisförmig, danach in Richtung Peniswurzel von der Harnröhre weg, je zweimal. Verwenden Sie dazu jeweils einen neuen Tupfer.		Die Desinfektion dient der Beseitigung von Bakterien aus der Harnröhrenumgebung.	☐ richtig ☐ falsch ☐ nicht ausgeführt
	Mit dem letzten Tupfer desinfizieren Sie die leicht gespreizte Harnröhrenöffnung nochmals. Beachten Sie die Einwirkzeit des Mittels. Entsorgen Sie die Tupfer direkt in den Abfallbehälter.			☐ richtig ☐ falsch ☐ nicht ausgeführt
Verschmutzten Handschuh ausziehen		Bei Variante 3 (Durchführung ohne Pinzette) ziehen Sie den verunreinigten Handschuh korrekt aus und entsorgen ihn in den Abfallbehälter.		☐ richtig ☐ falsch ☐ nicht ausgeführt
Gleitmittel einbringen	Tragen Sie auf die Katheterspitze und um die Harnröhrenöffnung Gleitmittel auf und bringen Sie den Rest in die Harnröhre ein. Führen Sie dazu die Spitze der Spritze vorsichtig in die Öffnung und spritzen Sie das Gleitmittel sehr langsam hinein. Pressen Sie mit den Fingern den Penis hinter der *Glans*	Reichen Sie das Gleitmittel steril an. Öffnen Sie danach die innere Katheterverpackung an der Katheterspitze und halten Sie sie Ihrer Kollegin unter Wahrung der Sterilität hin.	Durch das Gleitmittel werden Schleimhautverletzungen der Harnröhre vermieden – so lässt sich das Risiko späterer Harnröhrenstrikturen vermindern. Die Schmerzlinderung durch das Lokalanästhetikum verhindert eine Kontraktion des *Musculus sphincter externus.*	☐ richtig ☐ falsch ☐ nicht ausgeführt

HANDLUNGSSCHRITTE	AUSFÜHRENDE	ASSISTENZ	BEGRÜNDUNG	BEOBACHTUNGEN
Durchführung am Patienten				
	leicht zusammen, damit das Gleitmittel nicht herausfliesst. Entsorgen Sie die leere Spritze direkt in den Abfallbehälter. Beachten Sie bei anästhesierendem Gleitmittel die Einwirkzeit.			
Katheter fassen	Stellen Sie die sterile Auffangschale zwischen die Beine des Patienten (auf das sterile Lochtuch). Fassen Sie den Katheter etwa 4 cm unterhalb der Spitze mit Daumen und Zeigefinger der Arbeitshand (oder mit der Pinzette), ziehen Sie ihn aus der Verpackung und klemmen Sie das Ende über dem Handrücken zwischen Ring- und kleinem Finger fest.	Reichen Sie den Katheter steril an.	So wird verhindert, dass Urin in das Bett fliesst. Urin für allfällige Untersuchungen kann aus der sterilen Schale entnommen werden. Das Katheterende wird vor Kontamination aus der unsterilen Umgebung geschützt.	☐ richtig ☐ falsch ☐ nicht ausgeführt
Katheter einführen	Strecken Sie den Penis zuerst Richtung Decke und führen Sie dann den Katheter durch Nachfassen ca. 15 cm in die Harnröhre ein, anschliessend strecken Sie den Penis Richtung Fussende und schieben den Katheter nach, bis Urin in die Auffangschale fliesst. Schieben Sie den Katheter um weitere 2–3 cm vor und fixieren Sie ihn nun mit der nicht führenden Hand in dieser Position.	Ziehen Sie Einmalhandschuhe an. Schliessen Sie den sterilen Urinableiteschlauch am Katheterende an.	Durch das Strecken des Penis Richtung Decke und, wenn der Katheter ca. 15 cm eingeführt ist, Richtung Fussende, werden die anatomischen Krümmungen *(via falsa)* besser überwunden. Die Verletzungsgefahr wird reduziert. Der Ballon liegt hinter den Katheteraugen, durch die der Urin abfliesst. Das Vorschieben verhindert, dass der Ballon noch in der Harnröhre gefüllt wird.	☐ richtig ☐ falsch ☐ nicht ausgeführt

HANDLUNGSSCHRITTE	AUSFÜHRENDE	ASSISTENZ	BEGRÜNDUNG	BEOBACHTUNGEN
Durchführung am Patienten				
Katheter blocken	Füllen Sie den Ballon über das Ventil mit der angegebenen Menge *Aqua destillata*. Fragen Sie den Patienten, ob er dabei Schmerzen verspürt. Ziehen Sie den Katheter vorsichtig zurück, bis Widerstand spürbar wird.	Reichen Sie das aufgezogene *Aqua destillata* an. Befestigen Sie das sterile Urinauffangsystem.	Der Katheter wird durch den Ballon in der Blase gesichert, er kann nicht mehr herausrutschen. *Aqua destillata* kristallisiert (anders als NaCl 0,9 %) nicht aus, sodass der Ballon jederzeit ohne Schwierigkeiten entleert werden kann. Treten Schmerzen auf, ist die Position des Ballons nicht korrekt.	☐ richtig ☐ falsch ☐ nicht ausgeführt
Urinabfluss	Lassen Sie bei stark gefüllter Blase maximal 500 ml Urin abfliessen und klemmen Sie danach den Ableitungsschlauch des Auffangsystems mit einer Plastikklemme ab. Nach jeweils 30 Minuten Wartezeit lassen Sie weitere 500 ml Urin abfliessen, bis die Blase entleert ist. Danach lassen Sie den Abfluss je nach Verordnung offen oder öffnen ihn intermittierend.		Durch das Ablassen von maximal 500 ml Urin kann ein Druckausgleich im kleinen Becken hergestellt werden. Eine Blasenatonie wird dadurch verhindert.	☐ richtig ☐ falsch ☐ nicht ausgeführt
Wohlbefinden fördern	Entfernen Sie die Auffangschale und das Lochtuch. Ziehen Sie das *Präputium* wieder über die *Glans*. Reinigen Sie die Intimgegend des Patienten oder leiten Sie ihn dabei an.	Unterstützen Sie den Patienten dabei, die gewünschte Lage einzunehmen.	Das Wohlbefinden des Patienten wird erhöht. Wird das *Präputium* nicht über die *Glans* gezogen, besteht die Gefahr einer Paraphimose.	☐ richtig ☐ falsch ☐ nicht ausgeführt

HANDLUNGSSCHRITTE	AUSFÜHRENDE	ASSISTENZ	BEGRÜNDUNG	BEOBACHTUNGEN
Nachsorge				
♀♂ **Anleiten im Umgang mit dem Blasenkatheter**	Fordern Sie die Patientin/den Patienten auf, sich bei Schwierigkeiten, ungewöhnlichen Begleiterscheinungen wie Schmerzen, Brennen in der Harnröhre, Harndrang, Urinverfärbungen oder fehlendem Urin sofort zu melden. Instruieren Sie die Patientin/den Patienten, dass der Auffangbeutel immer unterhalb des Blasenniveaus befestigt und eine Siphonbildung des ableitenden Schlauches verhindert werden muss.		Komplikationen können frühzeitig erkannt werden, eine Abflussstörung oder ein Urinrückfluss lässt sich verhindern. Verhindert wird auch, dass sich im Ableitungsschlauch Bakterien ansammeln.	☐ richtig ☐ falsch ☐ nicht ausgeführt
Beurteilung der Pflegehandlung	Versichern Sie sich, dass die Patientin/der Patient Ihre Anweisungen verstanden hat, fragen Sie nach, ob sie/er zufrieden ist. Klären Sie auch, ob allenfalls weitere Fragen oder Unsicherheiten bestehen.		Die Interventionen werden mit der Patientin/dem Patienten überprüft.	☐ richtig ☐ falsch ☐ nicht ausgeführt
Materialentsorgung	Ziehen Sie die Handschuhe korrekt aus und entsorgen Sie sie mit allen Einwegmaterialien direkt in den Abfalleimer. Reinigen Sie Auffang- und Desinfektionsschale, Pinzette, Nadel usw. fachgerecht, geben Sie das Material zur Aufbereitung in die Sterili-	Händedesinfektion.		☐ richtig ☐ falsch ☐ nicht ausgeführt

HANDLUNGSSCHRITTE	AUSFÜHRENDE	ASSISTENZ	BEGRÜNDUNG	BEOBACHTUNGEN
Nachsorge				
	sation und/oder entsorgen Sie es. Desinfizieren Sie die verwendete Ablagefläche. Desinfizieren Sie sich die Hände.			☐ richtig ☐ falsch ☐ nicht ausgeführt
Dokumentation	Halten Sie die Pflegeintervention mit Charrière des Katheters, Blockungsmenge und entleerter Urinmenge in der Pflegedokumentation fest. Notieren Sie auch Schwierigkeiten, Beschwerden der Patientin/des Patienten und weitere Beobachtungen.	Die Pflegekontinuität wird gesichert.		☐ richtig ☐ falsch ☐ nicht ausgeführt

Notizen

2.3 Einen Blasendauerkatheter legen – ohne Assistenz – Handlungsablauf

HANDLUNGSSCHRITTE	BESCHREIBUNG	BEGRÜNDUNG	HINWEISE
Vorbereitung			
Kenntnisse prüfen	Prüfen Sie, ob Ihre Kenntnisse über Indikation, Durchführung und mögliche Komplikationen der Handlung und deren Bedeutung für die Patientin/den Patienten ausreichend sind.	Es muss jederzeit Gewähr für eine korrekte und situationsgerechte Durchführung der Handlung bestehen.	Sollten Sie sich nicht sicher fühlen, ziehen Sie eine dipl. Pflegefachperson zurate und lassen Sie sich die Handlung und das notwendige Fachwissen nochmals erklären.
Verordnung und Dokumentation prüfen	Informieren Sie sich in der Dokumentation über die genaue Verordnung. Klären Sie ab, ob Allergien bekannt sind, und berücksichtigen Sie diese Informationen. Bei Latexallergien muss ein Silikonkatheter verordnet werden.	Dass die Handlung an Sie delegiert wird, bedeutet, dass Sie für die korrekte Ausführung verantwortlich und haftbar sind.	*Bei der Frau:* Beachten Sie besonders die verordnete Kathetergrösse in Charrière (Ch) und das Material (Silikon, Latex usw.) *Beim Mann:* Beachten Sie die verordnete Kathetergrösse in Ch, den Typ (Nélaton, Tiemann usw.) und das Material.
Information/emotionale Situation der Patientin/des Patienten	Versichern Sie sich, dass die Patientin/der Patient vom Arzt über die Einlage eines transurethralen Blasenkatheters informiert wurde, und klären Sie gegebenenfalls offene Fragen und Unsicherheiten.	Die Patientin/der Patient hat das ethisch begründbare Recht auf umfassende Information. Die transurethrale Blasenkatheterisierung stellt einen Eingriff in die Intimsphäre dar und kann mit Angst- und Schamgefühlen einhergehen.	Die Intervention setzt neben der Handlungskompetenz auch psychologisches Feingefühl und Respekt voraus.
Material vorbereiten	Händedesinfektion. Legen Sie das notwendige Material auf einem desinfizierten Wagen bereit und überprüfen Sie dabei dessen Sterilität: – Abfalleimer, – Schutzunterlage fürs Bett, – Händedesinfektionsmittel, – 2 Blasendauerkatheter, – 1 steriles Abdecktuch, um eine sterile Ablagefläche zur Verfügung zu haben, – 1 Paar sterile Handschuhe und eine sterile anatomische Pinzette *oder* 2 Paar sterile Handschuhe, – Schleimhautdesinfektionsmittel mit einer sterilen Schale,	Es muss für eine ökonomische, prozesshafte und situationsgerechte Ausführung der Pflegeintervention jederzeit Gewähr bestehen. Zur Reduktion nosokomialer Infektionen bei der Einlage von Drainagen in das Körperinnere ist absolute Sterilität des Materials Voraussetzung.	Vor der Kathetereinlage ist generell eine Intimpflege vorzunehmen. Beachten sie im Weiteren den Hausstandard: – Wenn Sie die Kathetereinlage oder die Schleimhautdesinfektion nicht mit der Pinzette vornehmen, benötigen Sie zwei paar sterile Handschuhe. – Verwenden Sie evtl. auch 1 steriles Lochtuch. – Der zweite Katheter ist als Reserve gedacht. – Erkundigen Sie sich, ob ein Katheterset zur Verfügung steht und welches Material darin enthalten ist.

HANDLUNGSSCHRITTE	BESCHREIBUNG	BEGRÜNDUNG	HINWEISE
Vorbereitung			
	– 6 sterile Kugeltupfer, – Gleitmittel, evtl. mit anästhesierender Wirkung, – 1 sterile Auffangschale für den Urin, – Urinableitungssystem mit Rückflussventil, Aufhängevorrichtung, – 10-ml-Spritze mit Aufziehnadel und 10 ml *Aqua destillata* zum Füllen des Katheterballons. Überprüfen Sie bei allen sterilen Materialien das Ablaufdatum		
Vorbereiten des Zimmers	Vermeiden Sie im Zimmer der Patientin/des Patienten Zugluft, schliessen Sie die Fenster und halten Sie die persönlichen antiseptischen Regeln ein (Hände waschen, desinfizieren usw.). Sorgen Sie für ein ungestörtes Arbeiten (Mitpatientinnen und -patienten, Besucher und Besucherinnen usw.), installieren Sie den Blickschutz. Sorgen Sie für ausreichende Beleuchtung.	So lässt sich eine Kontamination der Materialien verhindern und lassen sich nosokomiale Infektionen vermeiden. Die Intim- und Privatsphäre wird so weit als möglich beachtet. Zugleich schaffen Sie sich so optimale, effiziente Arbeitsbedingungen.	
Material auf der Arbeitsfläche vorbereiten	Trennen Sie die Arbeitsfläche in einen sterilen und einen unsterilen Bereich. Bereiten Sie den Abfalleimer (Abwurf) vor. Legen Sie auf der unsterilen Fläche das Hände- und Schleimhautdesinfektionsmittel, das Urinableitesystem, 1 Paar sterile Handschuhe und die 10-ml-Spritze mit dem aufgezogenen *Aqua destillata* bereit. Schaffen Sie sich mit dem Abdecktuch eine sterile Fläche. Öffnen Sie unter Berücksichtigung der Asepsis das Katheterset oder die ein-	Damit der Katheter ohne Assistenz eingelegt werden kann, ist das korrekte und systematische Anordnen des Materials in der richtigen Reihenfolge Voraussetzung.	Die Vorbereitung der Arbeitsfläche erfolgt gemäss *Training & Transfer Pflege, Heft 4, Wundversorgung,* Handlungsablauf *Steriles Material bereitstellen.* Harnwegsinfektionen zählen zu den häufigsten nosokomialen Infektionen. Bis zu 40 % davon sind auf die Einlage eines Blasendauerkatheters zurückzuführen. Die Beachtung der Hygienerichtlinien ist also unabdingbar.

HANDLUNGSSCHRITTE	BESCHREIBUNG	BEGRÜNDUNG	HINWEISE
Vorbereitung			
	zelnen sterilen Materialien (Pinzette *oder* 1 Paar sterile Handschuhe, sterile Schale mit Kugeltupfern, 1 Katheter, Gleitmittel, Urinauffangschale) und ordnen Sie diese Materialien ohne Kontamination auf der sterilen Fläche an. Tränken Sie die Kugeltupfer mit Schleimhautdesinfektionsmittel.		
Durchführung an der Patientin			
♀ **Betreuung der Patientin während der Katheterisierung**	Informieren Sie die Patientin während der Katheterisierung laufend über alle Schritte und beobachten Sie sie regelmässig.	Informationen geben der Patientin das Gefühl von Kontrolle und Sicherheit und helfen, Ängste abzubauen. Gutes Beobachten hilft der Pflegefachperson, zu erkennen, ob die Prozedur für die Patientin schmerzhaft ist.	Tragen Sie evtl. einen Mundschutz.
Lagerung	Decken Sie die Patientin ab und halten Sie sie dazu an, sich in der Rückenlage hinzulegen, oder unterstützen Sie sie dabei. Schieben Sie die flüssigkeitsdichte Schutzunterlage unter das Becken der Patientin. Decken Sie die Patientin nochmals zu.	Durch eine optimale Lage kann die transurethrale Blasenkatheterisierung schnell und den aseptischen Richtlinien entsprechend korrekt durchgeführt werden.	Das Material muss so weit bereitstehen, dass die Katheterisierung effizient durchgeführt werden kann. Ist eine Patientin kognitiv nicht adäquat oder kann sie bei der Lagerung nicht genügend mithelfen, muss die Katheterisierung mit Assistenz durchgeführt werden.
Desinfektion 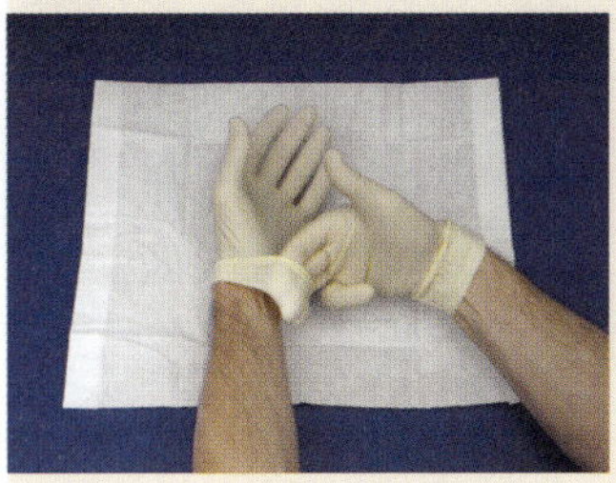 → SEITE 17/18	Ziehen Sie sterile Handschuhe an. Wenn nicht mit der Pinzette gearbeitet wird, ziehen Sie das zweite Paar sterile Handschuhe über. Fordern Sie die Patientin auf, sich abzudecken, beide Beine aufzustellen und zu spreizen. Breiten Sie evtl. das Lochtuch mit dem Schlitz nabelwärts so aus, dass die Harnröhre gut zugänglich bleibt. Spreizen Sie die Labien mit	Sterile Handschuhe garantieren aseptisches Arbeiten. Das Lochtuch verhindert eine Kontamination des Katheters vor dem Einführen in die Harnröhre.	Sobald Sie sterile Handschuhe tragen, dürfen Sie keine unsterilen Gegenstände mehr berühren. Wenn die Patientin sich nicht selbst abdecken oder die gewünschte Lage nicht ohne Unterstützung einnehmen und beibehalten kann, muss die Katheterisierung mit Assistenz erfolgen.

HANDLUNGSSCHRITTE	BESCHREIBUNG	BEGRÜNDUNG	HINWEISE
Durchführung an der Patientin			
	der nicht führenden Hand (Rechtshänder links und umgekehrt). Die Hand bleibt in dieser Position, bis der Katheter eingeführt ist. Bereiten Sie die Patientin darauf vor, dass das Desinfektionsmittel sich kalt anfühlt. Mit der Arbeitshand desinfizieren Sie nun die äusseren und inneren Labien mit je zwei Tupfern. Führen Sie die Wischdesinfektion von der Symphyse zum Anus durch, beachten Sie die Einwirkzeit des Mittels. Mit dem fünften Tupfer desinfizieren Sie die Harnröhre. Entsorgen Sie die Tupfer direkt in den Abfalleimer. Legen Sie den sechsten Tupfer vor die Vagina. Bei Variante 3 (Durchführung ohne Pinzette) ziehen Sie nun den verunreinigten Handschuh korrekt aus und entsorgen ihn.	Die Desinfektion dient der Beseitigung von Bakterien aus der Harnröhrenumgebung.	Die Desinfektion und Katheterisierung kann auf drei unterschiedliche Weisen erfolgen: 1. Die Desinfektion wird mit einem sterilen Handschuh durchgeführt, der Katheter wird anschliessend mit einer sterilen Pinzette eingelegt. 2. Die Desinfektion wird mit der sterilen Pinzette durchgeführt, dann wird der Katheter mit einem sterilen Handschuh eingelegt. 3. Es werden an der führenden Hand (Rechtshänderinnen rechts und umgekehrt) zwei gut sitzende Handschuhe angezogen. Nach der Desinfektion von Hand wird der obere Handschuh entfernt. Achten Sie dabei besonders auf die Sterilität des verbleibenden ersten Handschuhs.
Gleitmittel einbringen	Tragen Sie auf die Katheterspitze und um die Harnröhrenöffnung Gleitmittel auf und bringen Sie den Rest in die Harnröhre ein. Dazu führen Sie die Spitze der Spritze vorsichtig in die Öffnung und spritzen das Gleitmittel sehr langsam hinein. Beachten Sie bei anästhesierendem Gleitmittel dessen Einwirkzeit.	Durch das Gleitmittel werden Schleimhautverletzungen der Harnröhre vermieden – so lässt sich das Risiko späterer Harnröhrenstrikturen vermindern. Die Schmerzlinderung durch das Lokalanästhetikum verhindert eine Kontraktion des *Musculus sphincter externus.*	

HANDLUNGSSCHRITTE	BESCHREIBUNG	BEGRÜNDUNG	HINWEISE
Durchführung an der Patientin			
Katheter fassen	Stellen Sie die sterile Auffangschale zwischen die Beine der Patientin (auf das sterile Lochtuch).	So wird verhindert, dass Urin in das Bett fliesst. Urin für allfällige Untersuchungen kann aus der sterilen Schale entnommen werden.	
	Fassen Sie den Katheter etwa 4 cm unterhalb der Spitze mit Daumen und Zeigefinger der Arbeitshand (oder mit der Pinzette), klemmen Sie das Ende zwischen Ring- und kleinem Finger über dem Handrücken fest.	Das Katheterende wird so vor Kontamination mit der unsterilen Umgebung geschützt.	
Katheter einführen 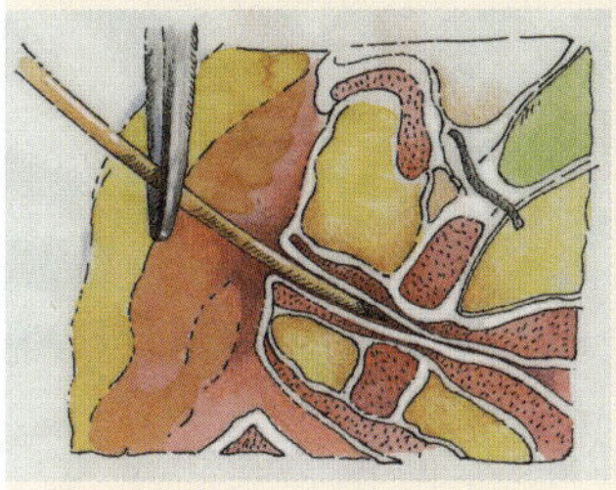 → SEITE 64	Führen Sie den Katheter durch Nachfassen so weit in die Harnröhre ein, bis Urin in die Auffangschale fliesst. Schieben Sie den Katheter nun weitere 2–3 cm vor und fixieren Sie ihn mit der nicht führenden Hand in dieser Position. Schliessen Sie das Urinableitungssystem am Katheterende an.	Der Ballon liegt hinter den Katheteraugen, durch die der Urin abfliesst. Das Vorschieben verhindert, dass der Ballon noch in der Harnröhre gefüllt wird.	Der Katheter kann vor dem Anschliessen des Urinableitungssystems geblockt werden (siehe nächsten Schritt).
Katheter blocken 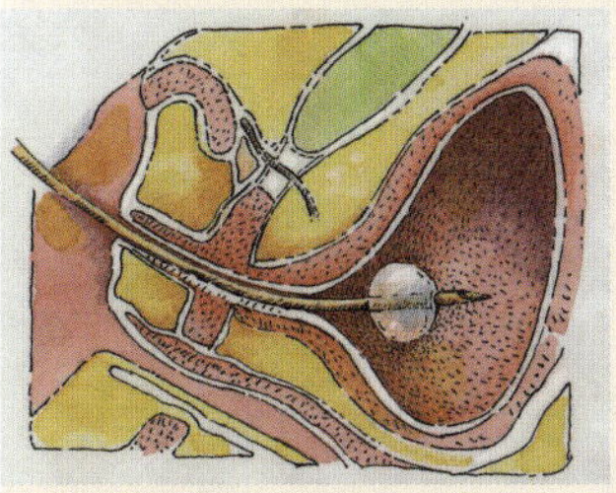 → SEITE 64	Füllen Sie den Ballon über das Ventil mit der vom Hersteller angegebenen Menge *Aqua destillata*. Fragen Sie die Patientin, ob sie dabei Schmerzen verspürt. Ziehen Sie den Katheter vorsichtig zurück, bis Widerstand spürbar wird.	Der Katheter wird durch den Ballon in der Blase gesichert, er kann nicht mehr herausrutschen. Wenn Schmerzen auftreten, ist die Lage des Ballons nicht korrekt. *Aqua destillata* kristallisiert nicht aus (anders als NaCl 0,9 %), sodass der Ballon vor der Katheterentfernung jederzeit ohne Schwierigkeiten entleert werden kann.	Das Urinableitungssystem kann vor dem Blocken angeschlossen werden (siehe vorangehenden Schritt).
Urinabfluss	Lassen Sie bei stark gefüllter Blase maximal 500 ml Urin abfliessen. Danach klemmen Sie den Ableitungsschlauch des Auffangsystems mit einer Plastikklemme ab.	Durch das Ablassen von maximal 500 ml Urin kann ein Druckausgleich im kleinen Becken hergestellt werden. Eine Blasenatonie wird dadurch verhindert.	

HANDLUNGSSCHRITTE	BESCHREIBUNG	BEGRÜNDUNG	HINWEISE
Durchführung an der Patientin			
	Nach jeweils 30 Minuten Wartezeit lassen Sie weitere 500 ml Urin abfliessen, bis die Blase entleert ist. Lassen Sie danach den Abfluss je nach Verordnung offen oder öffnen Sie ihn intermittierend.		
Wohlbefinden fördern	Entfernen Sie den sechsten Tupfer vor der Vagina, die Auffangschale und das Lochtuch. Fordern Sie die Patientin auf, die Intimgegend zu reinigen, oder unterstützen Sie sie dabei. Helfen Sie der Patientin, die gewünschte Lage einzunehmen.	Das Wohlbefinden der Patientin wird erhöht.	
Durchführung am Patienten			
♂ **Betreuung des Patienten während der Katheterisierung**	Informieren Sie den Patienten während der Katheterisierung laufend über alle Schritte und beobachten Sie ihn regelmässig.	Informationen geben dem Patienten das Gefühl von Kontrolle und Sicherheit und helfen, Ängste abzubauen. Gutes Beobachten hilft der Pflegefachperson, zu erkennen, ob die Prozedur für den Patienten schmerzhaft ist.	Tragen Sie evtl. einen Mundschutz.
Lagerung	Decken Sie den Patienten ab, lassen Sie ihn eine Rückenlage einnehmen oder unterstützen Sie ihn dabei. Die flüssigkeitsdichte Schutzunterlage wird unter das Becken des Patienten geschoben. Decken Sie den Patienten noch einmal zu.	Durch eine optimale Lage kann die transurethrale Blasenkatheterisierung schnell und den aseptischen Richtlinien entsprechend korrekt durchgeführt werden.	Das Material muss so weit bereitstehen, dass die Katheterisierung sofort und effizient durchgeführt werden kann.
Desinfektion	Ziehen Sie sterile Handschuhe an. Wenn Sie nicht mit der Pinzette arbeiten, ziehen Sie das zweite Paar sterile Handschuhe über.	Sterile Handschuhe garantieren aseptisches Arbeiten.	Sobald Sie die sterilen Handschuhe angezogen haben, dürfen Sie keine unsterilen Gegenstände mehr berühren.

HANDLUNGSSCHRITTE	BESCHREIBUNG	BEGRÜNDUNG	HINWEISE
Durchführung am Patienten			
	Lassen Sie den Patienten sich abdecken und die Beine spreizen. Breiten Sie evtl. das Lochtuch mit dem Schlitz nabelwärts so aus, dass der Penis auf der sterilen Fläche liegt.	Das Lochtuch verhindert die Kontamination des Katheters vor dem Einführen in die Harnröhre.	
	Schieben Sie das *Präputium* mit der nicht führenden Hand (Rechtshänder links und umgekehrt) zurück, ohne Kraft anzuwenden. Die Hand bleibt in dieser Position, bis der Katheter eingeführt ist. Bereiten Sie den Patienten darauf vor, dass das Desinfektionsmittel sich kalt anfühlt.	Wenn Kraft angewendet werden muss, um das *Präputium* zurückzuschieben, deutet das auf eine Phimose hin.	Bei einer bestehenden Phimose darf das *Präputium* nicht gänzlich hinter die *Glans* geschoben werden.
	Desinfizieren Sie mit der Arbeitshand *Glans penis* und Harnröhrenöffnung zuerst kreisförmig, danach in Richtung Peniswurzel von der Harnröhre weg, je zweimal. Verwenden Sie dazu jeweils einen neuen Tupfer. Mit dem letzten Tupfer desinfizieren Sie die leicht gespreizte Harnröhrenöffnung nochmals. Beachten Sie die Einwirkzeit des Mittels. Entsorgen Sie die Tupfer, und bei Variante 3 (Durchführung ohne Pinzette) den verunreinigten Handschuh im Abfallbehälter.	Die Desinfektion dient der Beseitigung von Bakterien aus der Harnröhrenumgebung.	Die Desinfektion und Katheterisierung kann auf drei unterschiedliche Weisen erfolgen: 1. Die Desinfektion wird mit einem sterilen Handschuh durchgeführt, anschliessend wird der Katheter mit einer sterilen Pinzette eingelegt. 2. Die Desinfektion wird mit der sterilen Pinzette durchgeführt, dann wird der Katheter mit einem sterilen Handschuh eingelegt. 3. Es werden an der führenden Hand (Rechtshänderinnen rechts und umgekehrt) zwei gut sitzende Handschuhe angezogen. Nach der Desinfektion von Hand wird der zweite Handschuh entfernt. Achten Sie dabei besonders auf die Sterilität des verbleibenden ersten Handschuhs.

HANDLUNGSSCHRITTE	BESCHREIBUNG	BEGRÜNDUNG	HINWEISE
Durchführung am Patienten			
Gleitmittel einbringen	Tragen Sie auf die Katheterspitze und um die Harnröhrenöffnung Gleitmittel auf und bringen Sie den Rest in die Harnröhre ein. Führen Sie dazu die Spitze der Spritze vorsichtig in die Öffnung und spritzen Sie das Gleitmittel sehr langsam hinein. Pressen Sie mit den Fingern den Penis hinter der *Glans* leicht zusammen, damit das Gleitmittel nicht herausfliesst. Beachten Sie bei anästhesierendem Gleitmittel die Einwirkzeit.	Durch das Gleitmittel werden Schleimhautverletzungen der Harnröhre vermieden – so lässt sich das Risiko späterer Harnröhrenstrikturen vermindern. Die Schmerzlinderung durch das Lokalanästhetikum verhindert eine Kontraktion des *Musculus sphincter externus*.	
Katheter fassen	Stellen Sie die sterile Auffangschale zwischen die Beine des Patienten (auf das sterile Lochtuch).	So wird verhindert, dass Urin in das Bett fliesst. Urin für allfällige Untersuchungen kann aus der sterilen Schale entnommen werden.	
	Fassen Sie den Katheter etwa 4 cm unterhalb der Spitze mit Daumen und Zeigefinger der Arbeitshand (oder mit der Pinzette) und klemmen Sie das Ende zwischen Ring- und kleinem Finger über dem Handrücken fest.	Das Katheterende wird vor Kontamination aus der unsterilen Umgebung geschützt.	
Katheter einführen 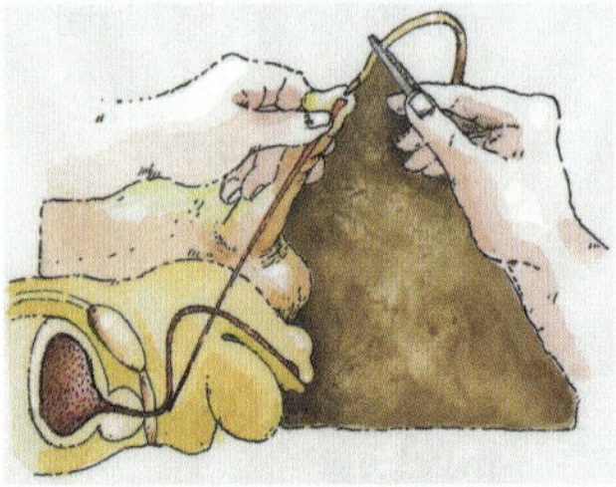 → SEITE 65	Strecken Sie den Penis zuerst in Richtung Decke und führen Sie den Katheter nun durch Nachfassen ca. 15 cm in die Harnröhre ein, strecken Sie danach den Penis Richtung Fussende und schieben Sie den Katheter nach, bis Urin in die Auffangschale fliesst.	Durch das Strecken des Penis Richtung Decke und, wenn der Katheter ca. 15 cm eingeführt ist, Richtung Fussende des Bettes werden die anatomischen Krümmungen *(via falsa)* besser überwunden. Die Verletzungsgefahr wird reduziert.	
	Schieben Sie den Katheter weitere 2–3 cm vor und fixieren Sie ihn mit der nicht führenden Hand in dieser Position. Schliessen Sie das Urinableitungssystem am Katheterende an.	Der Ballon liegt hinter den Katheteraugen, durch die der Urin abfliesst. Das Vorschieben verhindert, dass der Ballon noch in der Harnröhre gefüllt wird.	Der Katheter kann vor dem Anschliessen des Urinableitungssystems geblockt werden (siehe nächsten Schritt).

HANDLUNGSSCHRITTE	BESCHREIBUNG	BEGRÜNDUNG	HINWEISE
Durchführung am Patienten			
Katheter blocken	Füllen Sie den Ballon über das Ventil mit der vom Hersteller angegebenen Menge *Aqua destillata.* Fragen Sie den Patienten, ob er dabei Schmerzen verspürt. Ziehen Sie den Katheter vorsichtig zurück, bis Widerstand spürbar wird.	Der Katheter wird durch den Ballon in der Blase gesichert, er kann nicht mehr herausrutschen. Wenn Schmerzen auftreten, ist die Lage des Ballons nicht korrekt. *Aqua destillata* kristallisiert nicht aus (anders als NaCl 0,9 %), sodass der Ballon vor der Katheterentfernung jederzeit ohne Schwierigkeiten entleert werden kann.	Das Urinableitungssystem kann vor dem Blocken angeschlossen werden (siehe vorangehenden Schritt).
Urinabfluss	Lassen Sie bei stark gefüllter Blase maximal 500 ml Urin abfliessen. Klemmen Sie danach den Ableitungsschlauch des Auffangsystems mit einer Plastikklemme ab. Lassen Sie nach jeweils 30 Minuten Wartezeit weitere 500 ml Urin abfliessen, bis die Blase entleert ist. Lassen Sie danach den Abfluss je nach Verordnung offen oder öffnen Sie ihn intermittierend.	Durch das Ablassen von maximal 500 ml Urin kann ein Druckausgleich im kleinen Becken hergestellt werden. Eine Blasenatonie wird dadurch verhindert.	
Wohlbefinden fördern	Auffangschale und Lochtuch werden entfernt. Ziehen Sie das *Präputium* wieder über die *Glans.* Fordern Sie den Patienten auf, die Intimgegend zu reinigen, oder unterstützen Sie ihn dabei. Helfen Sie ihm dabei, die gewünschte Lage einzunehmen.	Das Wohlbefinden des Patienten wird erhöht. Wird das *Präputium* nicht über die *Glans* gezogen, besteht die Gefahr einer Paraphimose.	

HANDLUNGSSCHRITTE	BESCHREIBUNG	BEGRÜNDUNG	HINWEISE
Nachsorge			
♀♂ **Anleiten im Umgang mit dem Blasenkatheter**	Fordern Sie die Patientin/den Patienten auf, sich bei Schwierigkeiten, ungewöhnlichen Begleiterscheinungen wie Schmerzen, Brennen in der Harnröhre, Harndrang, Verfärbungen oder fehlendem Urin sofort zu melden. Instruieren Sie die Patientin oder den Patienten, dass der Auffangbeutel immer unterhalb des Blasenniveaus befestigt werden muss, sodass der Urin beim Abfliessen keine Steigung zu überwinden hat.	Komplikationen lassen sich frühzeitig erkennen. Eine Abflussstörung oder ein Urinrückfluss wird verhindert, ebenso, dass sich im Ableitungsschlauch Bakterien ansammeln.	
Beurteilung der Pflegehandlung	Versichern Sie sich, dass die Patientin/der Patient Ihre Anweisungen verstanden hat, fragen Sie nach, ob sie/er zufrieden ist, und klären Sie, ob allenfalls weitere Fragen oder Unsicherheiten bestehen.	Die Interventionen werden mit der Patientin/dem Patienten überprüft.	
Materialentsorgung	Ziehen Sie die Handschuhe korrekt aus und entsorgen Sie sie mit allen Einwegmaterialien direkt in den Abfalleimer. Reinigen Sie Auffang- und Desinfektionsschale, Pinzette, Nadel usw. fachgerecht, geben Sie das Material zur Aufbereitung in die Sterilisation und/oder entsorgen Sie es. Desinfizieren Sie die verwendete Ablagefläche. Desinfizieren Sie sich die Hände.		
Dokumentation	Halten Sie die Pflegeintervention mit Charrière des Katheters, Blockungsmenge und entleerter Urinmenge in der Pflegedokumentation fest. Notieren Sie allfällige Schwierigkeiten, Beschwerden der Patientin/des Patienten und weitere Beobachtungen.	Die Pflegekontinuität wird gesichert.	

EINEN BLASENDAUERKATHETER LEGEN – OHNE ASSISTENZ – ARBEITSAUFTRAG

Auftrag

Führen Sie auf der Grundlage der vorhandenen Kenntnisse, des Fallbeispieles und des Vorkenntnistests den Handlungsablauf *Einen Blasendauerkatheter legen – ohne Assistenz* bei einer Patientin oder einem Patienten durch.
Der Auftrag wird an einer Pflegepuppe durchgeführt.

Sozialform

Paararbeit

Verteilen Sie unter sich die folgenden Rollen:
- 1 Pflegefachperson
- 1 Beobachterin/Beobachter

Medien

Die Pflegefachperson benutzt den Handlungsablauf und die Beobachterin/der Beobachter die Beobachtungscheckliste zur Überprüfung und Unterstützung.

Die Intervention wird abwechslungsweise geübt.

Zeit

60 Minuten

Feedback nach der Übung

Pflegefachperson

- Was ist mir gut gelungen?
- Wo fühlte ich mich sicher?
- Wo traten Schwierigkeiten/Unsicherheiten auf?
- Welche Erkenntnisse ziehe ich daraus?

Beobachterin/ Beobachter

... gibt zu folgenden Punkten ein Feedback:
- Wurde das benötigte Material vollständig und korrekt gerichtet?
- War das Vorgehen gemäss der Beobachtungscheckliste sorgfältig und korrekt?
- Wurde bei Unklarheiten nachgefragt?
- Wurden die Prinzipien der Asepsis und Antisepsis eingehalten?
- Hat die/der Pflegende atraumatisch gearbeitet?
- Hatte die Patientin/der Patient Gelegenheit, Fragen zu stellen oder Unsicherheiten zu äussern?
- Wurde die Patientin/der Patient laufend informiert?

Überlegungen zum Ablauf werden in der Abschlussphase gemeinsam reflektiert.

ZU SEITE 31, 57

Nach dem Einführen des Katheters in die Harnröhre wird er durch Nachfassen mit der Pinzette vorsichtig und langsam weiter eingeführt. Wenn Urin in die Auffangschale fliesst, schieben Sie den Katheter noch weitere 2–3 cm vor. Sie verhindern damit, dass der Ballon noch in der Harnröhre gefüllt wird.

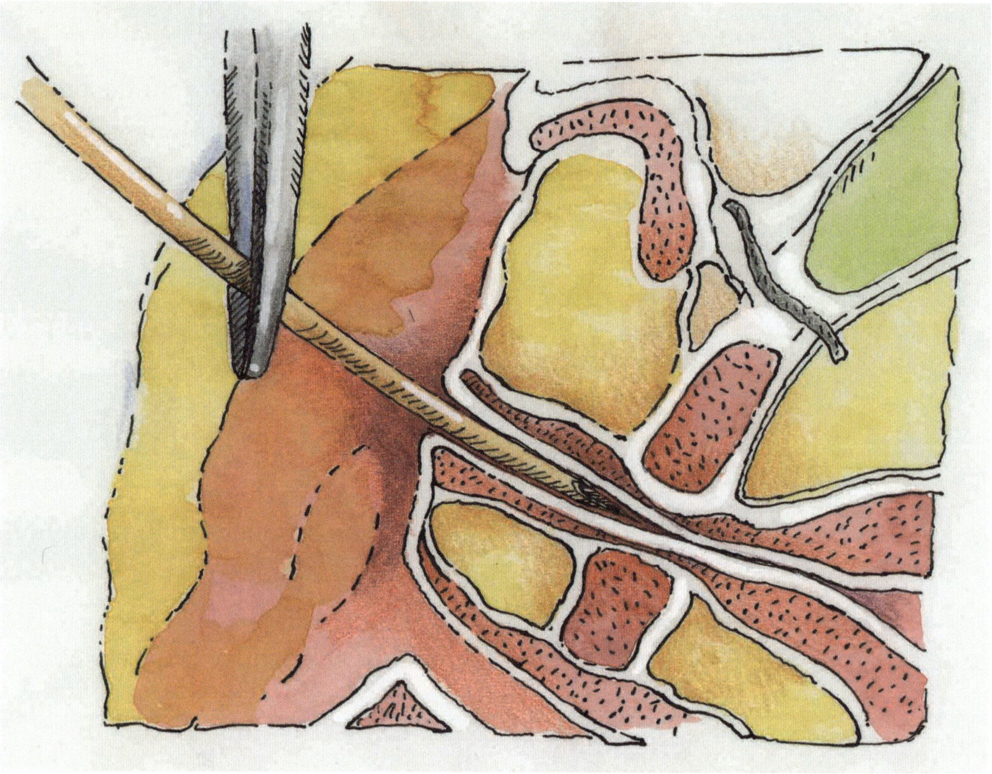

ZU SEITE 31, 57

Füllen Sie den Ballon mit der vom Hersteller angegebenen Menge *Aqua destillata* und ziehen ihn vorsichtig zurück, bis ein Widerstand spürbar ist. Verwenden Sie wegen der Kristallisationsgefahr nie NaCI 0,9%.

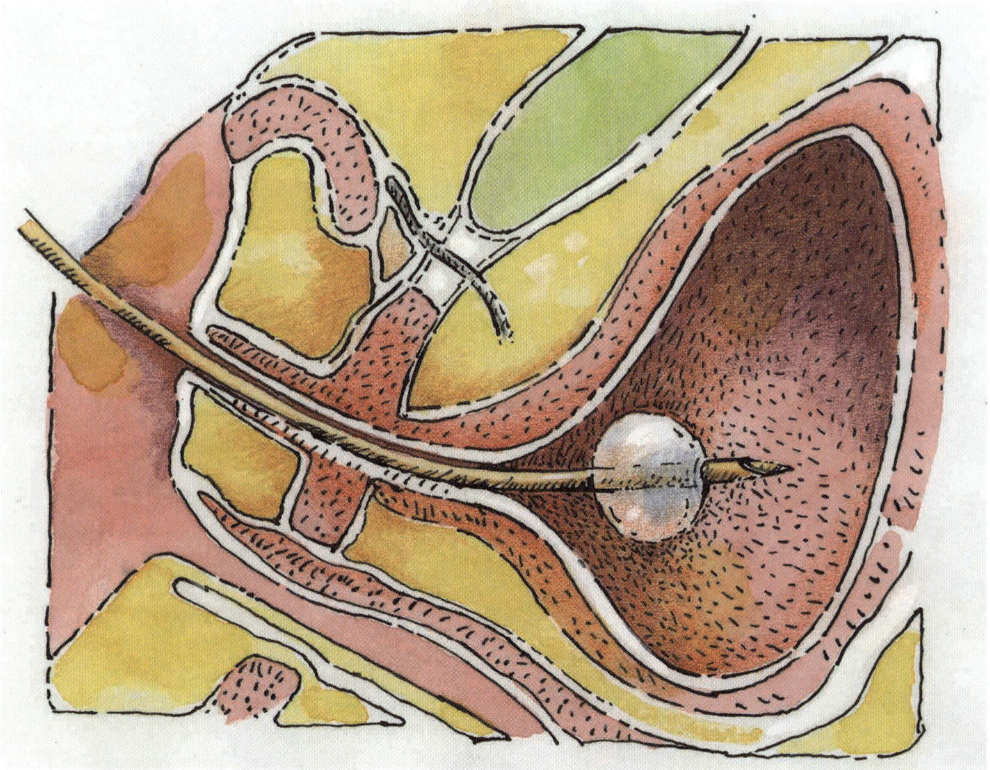

ZU SEITE 35, 60

Um die anatomischen Krümmungen besser zu überwinden, strecken Sie beim Einführen des transurethralen Katheters den Penis zuerst gegen die Decke. Nach ca. 15 cm strecken Sie den Penis in Richtung Fussende des Bettes. Sie reduzieren dadurch die Verletzungsgefahr.
Sollte beim Einführen des Katheters ein Widerstand verspürt werden, darf auf keinen Fall gegen den Widerstand weiter geschoben werden. Dies könnte zu Schleimhautverletzungen oder einer Perforation führen.

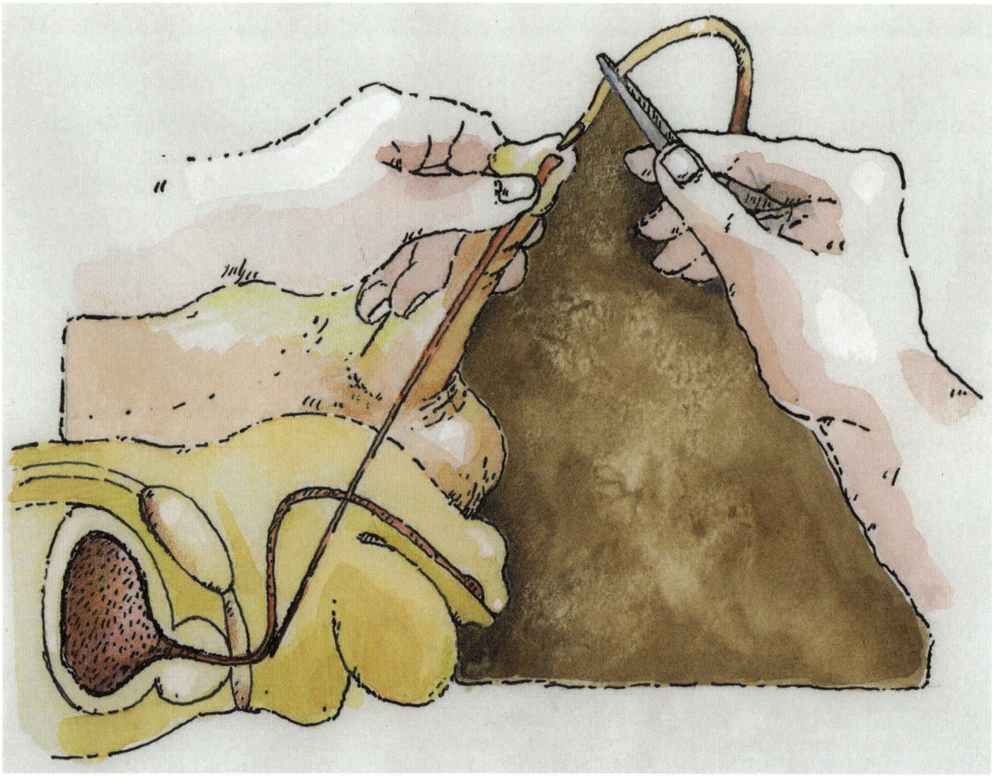

Einen Blasendauerkatheter legen – ohne Assistenz – Beobachtungscheckliste

HANDLUNGSSCHRITTE	BESCHREIBUNG	BEGRÜNDUNG	BEOBACHTUNGEN
Vorbereitung			
Kenntnisse prüfen	Prüfen Sie, ob Ihre Kenntnisse über Indikation, Durchführung und mögliche Komplikationen der Handlung und deren Bedeutung für die Patientin/den Patienten ausreichend sind.	Es muss jederzeit Gewähr für eine korrekte und situationsgerechte Durchführung der Handlung bestehen.	☐ richtig ☐ falsch ☐ nicht ausgeführt
Verordnung und Dokumentation prüfen	Informieren Sie sich in der Dokumentation über die genaue Verordnung. Klären Sie ab, ob Allergien bekannt sind, und berücksichtigen Sie diese Informationen. Bei Latexallergien muss ein Silikonkatheter verordnet werden.	Dass die Handlung an Sie delegiert wird, bedeutet, dass Sie für die korrekte Ausführung verantwortlich und haftbar sind.	☐ richtig ☐ falsch ☐ nicht ausgeführt
Information/emotionale Situation der Patientin/des Patienten	Versichern Sie sich, dass die Patientin/der Patient vom Arzt über die Einlage eines transurethralen Blasenkatheters informiert wurde, und klären Sie gegebenenfalls offene Fragen und Unsicherheiten.	Die Patientin/der Patient hat das ethisch begründbare Recht auf umfassende Information. Die transurethrale Blasenkatheterisierung stellt einen Eingriff in die Intimsphäre dar und kann mit Angst- und Schamgefühlen einhergehen.	☐ richtig ☐ falsch ☐ nicht ausgeführt
Material vorbereiten	Händedesinfektion. Legen Sie das notwendige Material auf einem desinfizierten Wagen bereit: – Abfalleimer, – Schutzunterlage fürs Bett, – Händedesinfektionsmittel, – 2 Blasendauerkatheter, – 1 steriles Abdecktuch, um eine sterile Ablagefläche zur Verfügung zu haben, – 1 Paar sterile Handschuhe und eine sterile anatomische Pinzette *oder* 2 Paar sterile Handschuhe, – Schleimhautdesinfektionsmittel mit einer sterilen Schale, – 6 sterile Kugeltupfer, – Gleitmittel, evtl. mit anästhesierender Wirkung,	Es muss für eine ökonomische, prozesshafte und situationsgerechte Ausführung der Pflegeintervention jederzeit Gewähr bestehen. Zur Reduktion nosokomialer Infektionen bei der Einlage von Drainagen in das Körperinnere ist absolute Sterilität des Materials Voraussetzung.	☐ richtig ☐ falsch ☐ nicht ausgeführt

HANDLUNGSSCHRITTE	BESCHREIBUNG	BEGRÜNDUNG	BEOBACHTUNGEN
Vorbereitung			
	– 1 sterile Auffangschale für den Urin, – Urinableitungssystem mit Rückflussventil, Aufhängevorrichtung, – 10-ml-Spritze mit Aufziehnadel und 10 ml *Aqua destillata* zum Füllen des Katheterballons. Überprüfen Sie bei allen sterilen Materialien das Ablaufdatum.		
Vorbereiten des Zimmers	Vermeiden Sie im Zimmer der Patientin/des Patienten Zugluft, schliessen Sie die Fenster und halten Sie die persönlichen antiseptischen Regeln ein (Hände waschen, desinfizieren usw.). Sorgen Sie für ein ungestörtes Arbeiten (Mitpatientinnen und -patienten, Besucher und Besucherinnen usw.), installieren Sie den Blickschutz. Sorgen Sie für ausreichende Beleuchtung.	So lässt sich eine Kontamination der Materialien verhindern und lassen sich nosokomiale Infektionen vermeiden. Die Intim- und Privatsphäre wird so weit als möglich beachtet. Zugleich schaffen Sie sich so optimale, effiziente Arbeitsbedingungen.	☐ richtig ☐ falsch ☐ nicht ausgeführt
Material auf der Arbeitsfläche vorbereiten	Trennen Sie die Arbeitsfläche in einen sterilen und einen unsterilen Bereich. Bereiten Sie den Abfalleimer (Abwurf) vor. Legen Sie auf der unsterilen Fläche das Hände- und Schleimhautdesinfektionsmittel, das Urinableitesystem, 1 Paar sterile Handschuhe und die 10-ml-Spritze mit dem aufgezogenen *Aqua destillata* bereit.	Damit der Katheter ohne Assistenz eingelegt werden kann, ist das korrekte und systematische Anordnen des Materials in der richtigen Reihenfolge Voraussetzung.	☐ richtig ☐ falsch ☐ nicht ausgeführt
	Schaffen Sie sich mit dem Abdecktuch eine sterile Fläche. Öffnen Sie unter Berücksichtigung der Asepsis das Katheterset oder die einzelnen sterilen Materialien		☐ richtig ☐ falsch ☐ nicht ausgeführt

HANDLUNGSSCHRITTE	BESCHREIBUNG	BEGRÜNDUNG	BEOBACHTUNGEN
Vorbereitung			
	(Pinzette *oder* 1 Paar sterile Handschuhe, sterile Schale mit Kugeltupfer, 1 Katheter, Gleitmittel, Urinauffangschale) und ordnen Sie diese Materialien ohne Kontamination auf der sterilen Fläche an. Tränken Sie die Kugeltupfer mit Schleimhautdesinfektionsmittel.		☐ richtig ☐ falsch ☐ nicht ausgeführt
Durchführung an der Patientin			
♀ **Betreuung der Patientin während der Katheterisierung**	Informieren Sie die Patientin während der Katheterisierung laufend über alle Schritte und beobachten Sie sie regelmässig.	Informationen geben der Patientin das Gefühl von Kontrolle und Sicherheit und helfen, Ängste abzubauen. Gutes Beobachten hilft der Pflegefachperson, zu erkennen, ob die Prozedur für die Patientin schmerzhaft ist.	☐ richtig ☐ falsch ☐ nicht ausgeführt
Lagerung	Decken Sie die Patientin ab und halten Sie sie dazu an, sich in der Rückenlage hinzulegen, oder unterstützen Sie sie dabei. Schieben Sie die flüssigkeitsdichte Schutzunterlage unter das Becken der Patientin. Decken Sie die Patientin nochmals zu.	Durch eine optimale Lage kann die transurethrale Blasenkatheterisierung schnell und den aseptischen Richtlinien entsprechend korrekt durchgeführt werden.	☐ richtig ☐ falsch ☐ nicht ausgeführt
Desinfektion	Ziehen Sie sterile Handschuhe an. Wenn nicht mit der Pinzette gearbeitet wird, ziehen Sie an der führenden Hand einen zweiten sterilen Handschuh über. Fordern Sie die Patientin auf, sich abzudecken, beide Beine aufzustellen und zu spreizen. Breiten Sie evtl. das Lochtuch mit dem Schlitz nabelwärts so aus, dass die Harnröhre gut zugänglich bleibt.	Sterile Handschuhe garantieren aseptisches Arbeiten. Das Lochtuch verhindert eine Kontamination des Katheters vor dem Einführen in die Harnröhre.	☐ richtig ☐ falsch ☐ nicht ausgeführt

HANDLUNGSSCHRITTE	BESCHREIBUNG	BEGRÜNDUNG	BEOBACHTUNGEN
Durchführung an der Patientin			
	Spreizen Sie die Labien mit der nicht führenden Hand (Rechtshänder links und umgekehrt). Die Hand bleibt in dieser Position, bis der Katheter eingeführt ist. Bereiten Sie die Patientin darauf vor, dass das Desinfektionsmittel sich kalt anfühlt. Mit der Arbeitshand desinfizieren Sie nun die äusseren und inneren Labien mit je zwei Tupfern.	Die Desinfektion dient der Beseitigung von Bakterien aus der Harnröhrenumgebung.	☐ richtig ☐ falsch ☐ nicht ausgeführt
	Führen Sie die Wischdesinfektion von der Symphyse zum Anus durch, beachten Sie die Einwirkzeit des Mittels. Mit dem fünften Tupfer desinfizieren Sie die Harnröhre.		☐ richtig ☐ falsch ☐ nicht ausgeführt
	Entsorgen Sie die Tupfer direkt in den Abfalleimer. Legen Sie den sechsten Tupfer vor die Vagina. Bei Variante 3 (Durchführung ohne Pinzette) ziehen Sie nun den verunreinigten Handschuh aus und entsorgen ihn.		☐ richtig ☐ falsch ☐ nicht ausgeführt
Gleitmittel einbringen	Tragen Sie auf die Katheterspitze und um die Harnröhrenöffnung Gleitmittel auf und bringen Sie den Rest in die Harnröhre ein. Dazu führen Sie die Spitze der Spritze vorsichtig in die Öffnung und spritzen das Gleitmittel sehr langsam hinein. Beachten Sie bei anästhesierendem Gleitmittel dessen Einwirkzeit.	Durch das Gleitmittel werden Schleimhautverletzungen der Harnröhre vermieden – so lässt sich das Risiko späterer Harnröhrenstrikturen vermindern. Die Schmerzlinderung durch das Lokalanästhetikum verhindert eine Kontraktion des *Musculus sphincter externus*.	☐ richtig ☐ falsch ☐ nicht ausgeführt

HANDLUNGSSCHRITTE	BESCHREIBUNG	BEGRÜNDUNG	BEOBACHTUNGEN
Durchführung an der Patientin			
Katheter fassen	Stellen Sie die sterile Auffangschale zwischen die Beine der Patientin (auf das sterile Lochtuch). Fassen Sie den Katheter etwa 4 cm unterhalb der Spitze mit Daumen und Zeigefinger der Arbeitshand (oder mit der Pinzette), klemmen Sie das Ende zwischen Ring- und kleinem Finger über dem Handrücken fest.	So wird verhindert, dass Urin in das Bett fliesst. Urin für allfällige Untersuchungen kann aus der sterilen Schale entnommen werden. Das Katheterende wird so vor Kontamination mit der unsterilen Umgebung geschützt.	☐ richtig ☐ falsch ☐ nicht ausgeführt
Katheter einführen	Führen Sie den Katheter durch Nachfassen so weit in die Harnröhre ein, bis Urin in die Auffangschale fliesst. Schieben Sie den Katheter nun weitere 2–3 cm vor und fixieren Sie ihn mit der nicht führenden Hand in dieser Position. Schliessen Sie das Urinableitungssystem am Katheterende an.	Der Ballon liegt hinter den Katheteraugen, durch die der Urin abfliesst. Das Vorschieben verhindert, dass der Ballon noch in der Harnröhre gefüllt wird.	☐ richtig ☐ falsch ☐ nicht ausgeführt
Katheter blocken	Füllen Sie den Ballon über das Ventil mit der vom Hersteller angegebenen Menge *Aqua destillata.* Fragen Sie die Patientin, ob sie dabei Schmerzen verspürt. Ziehen Sie den Katheter vorsichtig zurück, bis Widerstand spürbar wird.	Der Katheter wird durch den Ballon in der Blase gesichert, er kann nicht mehr herausrutschen. Wenn Schmerzen auftreten, ist die Lage des Ballons nicht korrekt. *Aqua destillata* kristallisiert nicht aus (anders als NaCl 0,9 %), sodass der Ballon vor der Katheterentfernung jederzeit ohne Schwierigkeiten entleert werden kann.	☐ richtig ☐ falsch ☐ nicht ausgeführt
Urinabfluss	Lassen Sie bei stark gefüllter Blase maximal 500 ml Urin abfliessen. Danach klemmen Sie den Ableitungsschlauch des Auffangsystems mit einer Plastikklemme ab.	Durch das Ablassen von maximal 500 ml Urin kann ein Druckausgleich im kleinen Becken hergestellt werden. Eine Blasenatonie wird dadurch verhindert.	☐ richtig ☐ falsch ☐ nicht ausgeführt

HANDLUNGSSCHRITTE	BESCHREIBUNG	BEGRÜNDUNG	BEOBACHTUNGEN
Durchführung an der Patientin			
	Nach jeweils 30 Minuten Wartezeit lassen Sie weitere 500 ml Urin abfliessen, bis die Blase entleert ist. Lassen Sie danach den Abfluss je nach Verordnung offen oder öffnen Sie ihn intermittierend.		☐ richtig ☐ falsch ☐ nicht ausgeführt
Wohlbefinden fördern	Entfernen Sie den sechsten Tupfer vor der Vagina, die Auffangschale und das Lochtuch. Fordern Sie die Patientin auf, die Intimgegend zu reinigen, oder unterstützen Sie sie dabei. Helfen Sie der Patientin, die gewünschte Lage einzunehmen.	Das Wohlbefinden der Patientin wird erhöht.	☐ richtig ☐ falsch ☐ nicht ausgeführt

Notizen

HANDLUNGSSCHRITTE	BESCHREIBUNG	BEGRÜNDUNG	BEOBACHTUNGEN
Durchführung am Patienten			
♂ **Betreuung des Patienten während der Katheterisierung**	Informieren Sie den Patienten während der Katheterisierung laufend über alle Schritte und beobachten Sie ihn regelmässig.	Informationen geben dem Patienten das Gefühl von Kontrolle und Sicherheit und helfen. Gutes Beobachten hilft der Pflegefachperson, zu erkennen, ob die Prozedur für den Patienten schmerzhaft ist.	☐ richtig ☐ falsch ☐ nicht ausgeführt
Lagerung	Decken Sie den Patienten ab, lassen Sie ihn eine Rückenlage einnehmen oder unterstützen Sie ihn dabei. Die flüssigkeitsdichte Schutzunterlage wird unter das Becken des Patienten geschoben. Decken Sie den Patienten noch einmal zu.	Durch eine optimale Lage kann die transurethrale Blasenkatheterisierung schnell und den aseptischen Richtlinien entsprechend korrekt durchgeführt werden.	☐ richtig ☐ falsch ☐ nicht ausgeführt
Desinfektion	Ziehen Sie sterile Handschuhe an. Wenn Sie nicht mit der Pinzette arbeiten, ziehen Sie an der führenden Hand einen zweiten sterilen Handschuh über. Lassen Sie den Patienten sich abdecken und die Beine spreizen. Breiten Sie evtl. das Lochtuch mit dem Schlitz nabelwärts so aus, dass der Penis auf der sterilen Fläche liegt.	Das Lochtuch verhindert die Kontamination des Katheters vor dem Einführen in die Harnröhre.	☐ richtig ☐ falsch ☐ nicht ausgeführt
	Schieben Sie das *Präputium* mit der nicht führenden Hand (Rechtshänder links und umgekehrt) zurück, ohne Kraft anzuwenden. Die Hand bleibt in dieser Position, bis der Katheter eingeführt ist. Bereiten Sie den Patienten darauf vor, dass das Desinfektionsmittel sich kalt anfühlt.	Wenn Kraft angewendet werden muss, um das *Präputium* zurückzuschieben, deutet das auf eine Phimose hin.	☐ richtig ☐ falsch ☐ nicht ausgeführt
	Desinfizieren Sie mit der Arbeitshand *Glans penis* und Harnröhrenöffnung zuerst kreisförmig, danach	Die Desinfektion dient der Beseitigung von Bakterien aus der Harnröhrenumgebung.	☐ richtig ☐ falsch ☐ nicht ausgeführt

HANDLUNGSSCHRITTE	BESCHREIBUNG	BEGRÜNDUNG	BEOBACHTUNGEN
Durchführung am Patienten			
	in Richtung Peniswurzel von der Harnröhre weg, je zweimal. Verwenden Sie dazu jeweils einen neuen Tupfer. Mit dem letzten Tupfer desinfizieren Sie die leicht gespreizte Harnröhrenöffnung nochmals. Beachten Sie die Einwirkzeit des Mittels. Entsorgen Sie die Tupfer, und bei Variante 3 (Durchführung ohne Pinzette) den verunreinigten Handschuh im Abfallbehälter.		
Gleitmittel einbringen	Tragen Sie auf die Katheterspitze und um die Harnröhrenöffnung Gleitmittel auf und bringen Sie den Rest in die Harnröhre ein. Führen Sie dazu die Spitze der Spritze vorsichtig in die Öffnung und spritzen Sie das Gleitmittel sehr langsam hinein. Pressen Sie mit den Fingern den Penis hinter der *Glans* leicht zusammen, damit das Gleitmittel nicht herausfliesst. Beachten Sie bei anästhesierendem Gleitmittel die Einwirkzeit.	Durch das Gleitmittel werden Schleimhautverletzungen der Harnröhre vermieden – so lässt sich das Risiko späterer Harnröhrenstrikturen vermindern. Die Schmerzlinderung durch das Lokalanästhetikum verhindert eine Kontraktion des *Musculus sphincter externus.*	☐ richtig ☐ falsch ☐ nicht ausgeführt
Katheter fassen	Stellen Sie die sterile Auffangschale zwischen die Beine des Patienten (auf das sterile Lochtuch). Fassen Sie den Katheter etwa 4 cm unterhalb der Spitze mit Daumen und Zeigefinger der Arbeitshand (oder mit der Pinzette) und klemmen Sie das Ende zwischen Ring- und kleinem Finger über dem Handrücken fest.	So wird verhindert, dass Urin in das Bett fliesst. Urin für allfällige Untersuchungen kann aus der sterilen Schale entnommen werden. Das Katheterende wird vor Kontamination aus der unsterilen Umgebung geschützt.	☐ richtig ☐ falsch ☐ nicht ausgeführt

HANDLUNGSSCHRITTE	BESCHREIBUNG	BEGRÜNDUNG	BEOBACHTUNGEN
Durchführung am Patienten			
Katheter einführen	Strecken Sie den Penis zuerst in Richtung Decke und führen Sie den Katheter nun durch Nachfassen ca. 15 cm in die Harnröhre ein, strecken Sie danach den Penis Richtung Fussende und schieben Sie den Katheter nach, bis Urin in die Auffangschale fliesst. Schieben Sie den Katheter weitere 2–3 cm vor und fixieren Sie ihn mit der nicht führenden Hand in dieser Position. Schliessen Sie das Urinableitungssystem am Katheterende an.	Durch das Strecken des Penis Richtung Decke und, wenn der Katheter ca. 15 cm eingeführt ist, Richtung Fussende werden die anatomischen Krümmungen *(via falsa)* besser überwunden. Die Verletzungsgefahr wird reduziert. Der Ballon liegt hinter den Katheteraugen, durch die der Urin abfliesst. Das Vorschieben verhindert, dass der Ballon noch in der Harnröhre gefüllt wird.	☐ richtig ☐ falsch ☐ nicht ausgeführt
Katheter blocken	Füllen Sie den Ballon über das Ventil mit der vom Hersteller angegebenen Menge *Aqua destillata.* Fragen Sie den Patienten, ob er dabei Schmerzen verspürt. Ziehen Sie den Katheter vorsichtig zurück, bis Widerstand spürbar wird.	Der Katheter wird durch den Ballon in der Blase gesichert, er kann nicht mehr herausrutschen. Wenn Schmerzen auftreten, ist die Lage des Ballons nicht korrekt. *Aqua destillata* kristallisiert nicht aus (anders als NaCl 0,9 %), sodass der Ballon vor der Katheterentfernung jederzeit ohne Schwierigkeiten entleert werden kann.	☐ richtig ☐ falsch ☐ nicht ausgeführt
Urinabfluss	Lassen Sie bei stark gefüllter Blase maximal 500 ml Urin abfliessen. Klemmen Sie danach den Ableitungsschlauch des Auffangsystems mit einer Plastikklemme ab. Lassen Sie nach jeweils 30 Minuten Wartezeit weitere 500 ml Urin abfliessen, bis die Blase entleert ist. Lassen Sie danach den Abfluss je nach Verordnung offen oder öffnen Sie ihn intermittierend.	Durch das Ablassen von maximal 500 ml Urin kann ein Druckausgleich im kleinen Becken hergestellt werden. Eine Blasenatonie wird dadurch verhindert.	☐ richtig ☐ falsch ☐ nicht ausgeführt

HANDLUNGSSCHRITTE	BESCHREIBUNG	BEGRÜNDUNG	BEOBACHTUNGEN
Durchführung am Patienten			
Wohlbefinden fördern	Auffangschale und Lochtuch werden entfernt. Ziehen Sie das *Präputium* wieder über die *Glans*. Fordern Sie den Patienten auf, die Intimgegend zu reinigen, oder unterstützen Sie ihn dabei. Helfen Sie ihm dabei, die gewünschte Lage einzunehmen.	Das Wohlbefinden des Patienten wird erhöht. Wird das *Präputium* nicht über die *Glans* gezogen, besteht die Gefahr einer Paraphimose.	☐ richtig ☐ falsch ☐ nicht ausgeführt

Notizen

HANDLUNGSSCHRITTE	BESCHREIBUNG	BEGRÜNDUNG	BEOBACHTUNGEN
Nachsorge			
♀♂ **Anleiten im Umgang mit dem Blasenkatheter**	Fordern Sie die Patientin/den Patienten auf, sich bei Schwierigkeiten, ungewöhnlichen Begleiterscheinungen wie Schmerzen, Brennen in der Harnröhre, Harndrang, Verfärbungen oder fehlendem Urin sofort zu melden. Instruieren Sie die Patientin oder den Patienten, dass der Auffangbeutel immer unterhalb des Blasenniveaus befestigt werden muss, sodass der Urin beim Abfliessen keine Steigung zu überwinden hat.	Komplikationen lassen sich frühzeitig erkennen. Eine Abflussstörung oder ein Urinrückfluss wird verhindert, ebenso, dass sich im Ableitungsschlauch Bakterien ansammeln.	☐ richtig ☐ falsch ☐ nicht ausgeführt
Beurteilung der Pflegehandlung	Versichern Sie sich, dass die Patientin/der Patient Ihre Anweisungen verstanden hat, fragen Sie nach, ob sie/er zufrieden ist, und klären Sie, ob allenfalls weitere Fragen oder Unsicherheiten bestehen.	Die Interventionen werden mit der Patientin/dem Patienten überprüft.	☐ richtig ☐ falsch ☐ nicht ausgeführt
Materialentsorgung	Ziehen Sie die Handschuhe korrekt aus und entsorgen Sie sie mit allen Einwegmaterialien direkt in den Abfalleimer. Reinigen Sie Auffang- und Desinfektionsschale, Pinzette, Nadel usw. fachgerecht, geben Sie das Material zur Aufbereitung in die Sterilisation und/oder entsorgen Sie es. Desinfizieren Sie die verwendete Ablagefläche. Desinfizieren Sie sich die Hände.		☐ richtig ☐ falsch ☐ nicht ausgeführt
Dokumentation	Halten Sie die Pflegeintervention mit Charrière des Katheters, Blockungsmenge und entleerter Urinmenge in der Pflegedokumentation fest. Notieren Sie allfällige Schwierigkeiten, Beschwerden der Patientin/des Patienten und weitere Beobachtungen.	Die Pflegekontinuität wird gesichert.	☐ richtig ☐ falsch ☐ nicht ausgeführt

2.4 Einen transurethralen Blasendauerkatheter entfernen

TRANSURETHRALEN BLASENDAUERKATHETER ENTFERNEN – ARBEITSAUFTRAG

Ziele

Sie begründen die einzelnen Handlungsschritte bei der Entfernung eines transurethralen Blasendauerkatheters mit Ihrem Grundlagenwissen.
Sie erkennen Möglichkeiten der gezielten Ressourcenförderung und wissen, wie Sie sich konstruktiv und aufmerksam mit der Patientin/dem Patienten in Beziehung setzen können.
Die spezifischen Risiken der Katheterentfernung werden benannt.

Auftrag

Leiten Sie anhand Ihrer Grundlagenkenntnisse ab, wie Sie bei der Entfernung eines transurethralen Blasendauerkatheters vorgehen, und halten Sie Ihre Erkenntnisse fest.
Notieren Sie sich Risiken und Möglichkeiten der Förderung von Ressourcen, die Sie vor, während und nach der Katheterentfernung beachten.

Sozialform

Paararbeit/Literaturstudium

Zeit

30 Minuten

Medien

Handlungsablauf *Einen Blasendauerkatheter legen – ohne Assistenz,* bei einer Patientin oder einem Patienten.
Arets, Jos / Obex, Franz / Ortmans, Lei / Wagner, Franz (1999): *Professionelle Pflege.* Band 2: *Fähigkeiten und Fertigkeiten.* Bern: Hans Huber.

2.5 Einmalkatheterisierung

EINMALKATHETERISIERUNG – ARBEITSAUFTRAG

Frau Jungs Zustand (→ Fallbeispiel, Abschnitt 1.3 dieses Hefts) hat sich mittlerweile so weit stabilisiert, dass die Urinausscheidungsstörung genauer abgeklärt und die Behandlung festgelegt werden kann. Ziel ist grösstmögliches Wohlbefinden, Selbstständigkeit und Unabhängigkeit für die Patientin.

Ziel

Unterschiede zwischen der transurethralen Einmal- und der Dauerkatheterisierung der Blase können dargelegt werden.

Auftrag

Bilden Sie eine Lesegruppe. Bearbeiten Sie zuerst in Einzelarbeit die folgenden Leitfragen anhand Ihrer Grundlagenkenntnisse und der aufgeführten Literatur.
Tauschen Sie sich in der Lesegruppe anschliessend aus und verfassen Sie eine gemeinsame Kurzzusammenfassung zu den Unterschieden zwischen Einmal- und Dauerkatheterisierung.

Sozialform

Einzelarbeit/Lesegruppe

Leitfragen

- Welches sind diagnostische bzw. therapeutische Indikationen für eine transurethrale Einmalkatheterisierung bzw. eine intermittierende Selbstkatheterisierung (ISK) der Blase?
- Welches sind die Vorteile der ISK hinsichtlich der bio-psycho-sozialen Auswirkungen auf die Betroffenen und ihre Angehörigen bzw. ihre Bezugspersonen?
- Wie gross ist das Risiko einer Harnwegsinfektion bei der ISK im Vergleich zur transurethralen Dauerkatheterisierung? Begründen Sie.
- Welche Voraussetzungen müssen gegeben sein, dass eine Patientin/ein Patient die intermittierende Selbstkatheterisierung lernen und durchführen kann?
- Wie unterscheidet sich die technische Durchführung der Einmalkatheterisierung von der Dauerkatheterisierung der Blase?

Zeit

40 Minuten

Medien

Beyer, Heidrun/Kuno, Elke/Sitzmann, Franz (2004): *ATL Ausscheiden.* In: Kellnhauser, Edith, et al. (Hrsg.): *THIEMEs Pflege.* Stuttgart: Thieme. [S. 285 f.].
Lauber, Annette/Schmalstieg, Petra (Hrsg.) (2005): *Pflegerische Interventionen* (Neuauflage). Stuttgart: Thieme [*Verstehen & Pflegen,* Band 3]. [S. 242].
Arets, Jos/Obex, Franz/Ortmans, Lei/Wagner, Franz (1999): *Professionelle Pflege.* Band 2: *Fähigkeiten und Fertigkeiten.* Bern: Hans Huber. [S. 738 f.].

3 AUFGABEN ZUR VERTIEFUNG UND ZUM TRANSFER

3.1 Weiterführende Aufgaben

Kathetertypen und ihre Anwendung bei Erwachsenen

Ziele

Sie zeigen differenziert und korrekt auf, für welche Situationen die unterschiedlichen Blasenkatheter angewendet werden. Dabei werden die Katheter nach verwendeten Materialien, Formen und Grössen unterschieden.

Auftrag

Lesen Sie die aufgeführte Literatur und erstellen Sie sich ein Merkblatt, auf dem Sie die unterschiedlichen Katheterarten (Länge, Weite/Durchmesser [Charrière] mit üblichen Grössen, Spitze, Ballonfüllung und -kapazität, Ausführungen [Anzahl Lumen] und Materialien) beschreiben und auf den jeweiligen Anwendungsbereich beziehen.

Sozialform

Einzelarbeit/Literaturstudium

Medien

Lauber, Annette/Schmalstieg, Petra (Hrsg.) (2005): *Pflegerische Interventionen* (Neuauflage). Stuttgart: Thieme [*Verstehen & Pflegen,* Band 3]. [S. 242–244].
Willener, R./Nicolaides, Ch./Hess, R./Aplanalp, E. (2005): *Pflegestandard: transurethraler Blasenkatheter Erwachsene und Kinder.* Bern: Inselspital Bern, Direktion Pflege/MTT. [S. 7, 12–13].

Der Nélaton-Katheter kann sowohl bei weiblichen wie männlichen Patienten eingesetzt werden. Er ist der am häufigsten verwendete Kathetertyp.
Der Tiemann-Katheter eignet sich aufgrund seiner Spitze besonders für die Katheterisierung von Männern.

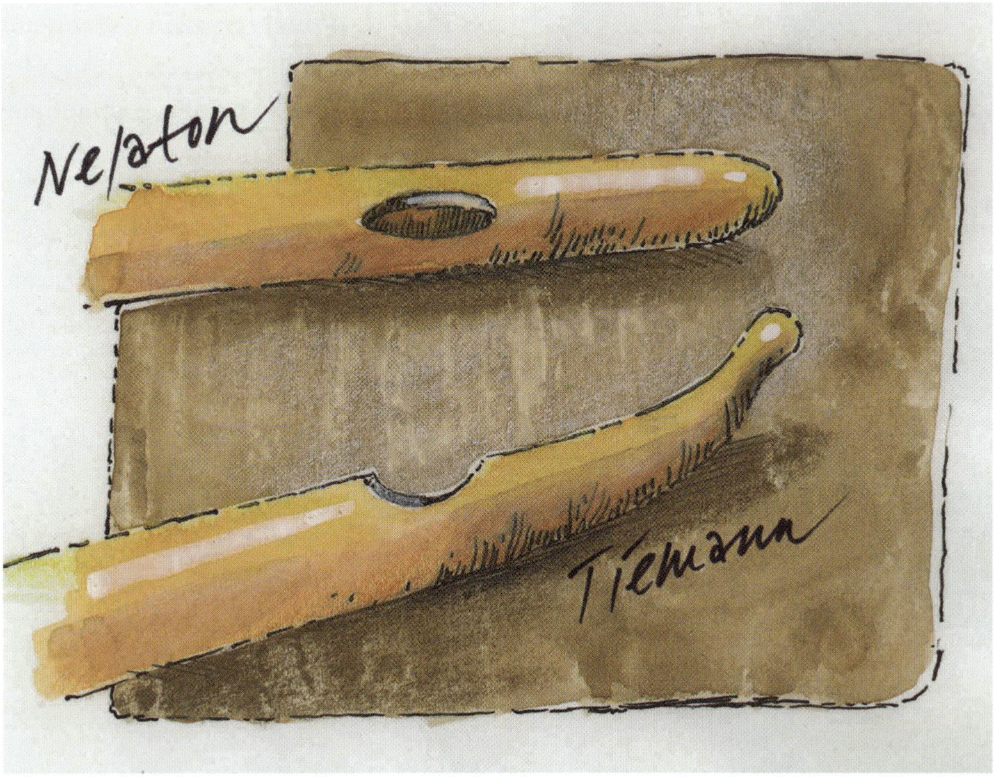

Katheter werden aufgrund ihres Verwendungszweckes, Material (Latex, PVC, Silikon), Abmessungen (Länge, Durchmesser/Weite) und der Form unterschieden.
Das Bild zeigt eine Auswahl von unterschiedlichen Bauformen.

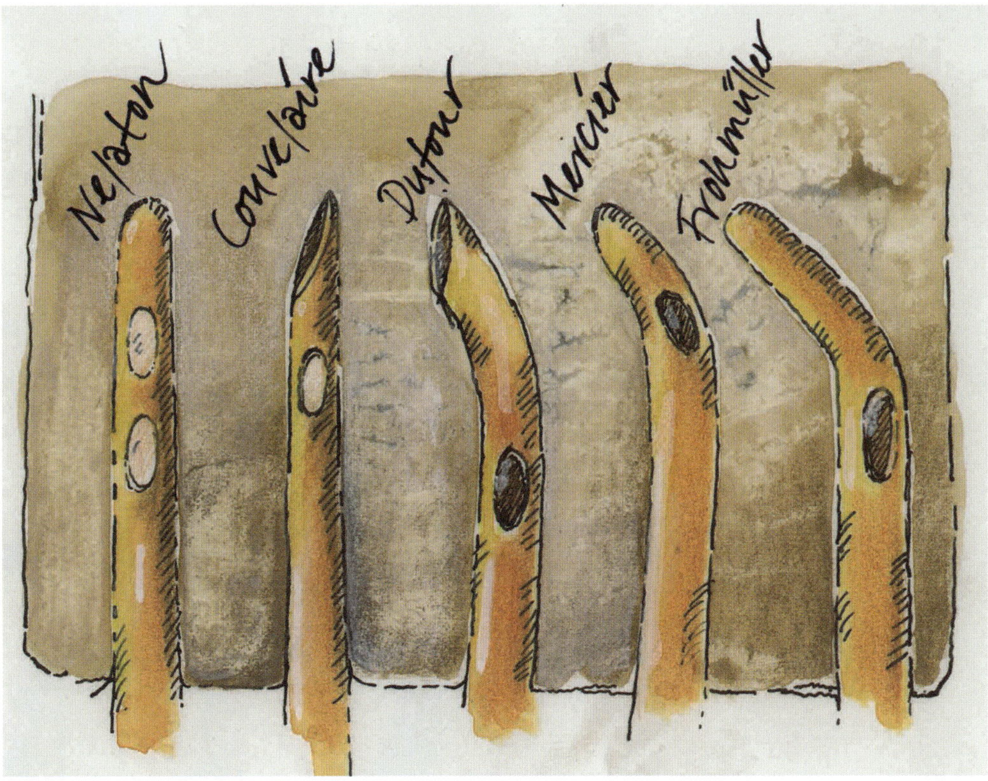

Komplikationen bei und nach transurethraler Blasenkatheterisierung

Ziel

Die häufigsten Komplikationen im Zusammenhang mit der transurethralen Katheterisierung können benannt und geeignete Interventionen zur Verhütung daraus abgeleitet werden.

Auftrag

Erstellen Sie sich anhand der angegebenen Literatur eine Zusammenfassung zu den häufigsten Komplikationen und den möglichen präventiven Massnahmen.

Sozialform

Einzelarbeit/Literaturstudium

Medien

Lauber, Annette/Schmalstieg, Petra (Hrsg.) (2005): *Pflegerische Interventionen* (Neuauflage). Stuttgart: Thieme [*Verstehen & Pflegen,* Band 3]. [S. 250–252].
Arets, Jos/Obex, Franz/Ortmans, Lei/Wagner, Franz (1999): *Professionelle Pflege.* Band 2: *Fähigkeiten und Fertigkeiten.* Bern: Hans Huber. [S. 731–734].

3.2 Transferaufgaben

Alte Menschen, Chronischkranke und Behinderte (ACB) – Psychiatrie

Herr W. ist 78 Jahre alt und wird seit Längerem von seiner Frau zu Hause betreut. Er leidet an einer fortgeschrittenen Alzheimer-Krankheit. In den letzten Wochen war Herr W. zunehmend unruhig und verwirrt und reagierte mit Ablehnung auf die Anweisungen seiner Frau. Er vernachlässigte seine Körperpflege und liess sich dabei auch nicht mehr helfen. Die Situation verschlimmerte sich, als Herr W. wegen einer Urgeinkontinenz dauernd einnässte oder irgendwo in der Wohnung urinierte. Da er das Toilettentraining nicht mehr selbst einhalten konnte, traute sich Frau W. nicht mehr, ihren Mann alleine zu lassen. Für sie wurde die Situation immer unerträglicher. Manchmal wurde sie ungeduldig und wusste sich nicht mehr zu helfen. Als ihr Mann auf ihre Interventionen zunehmend gereizt reagierte, schaltete sie den Hausarzt ein. Dieser hat Herrn W. im Sinne einer Übergangslösung auf Ihre Abteilung der psychiatrischen Klinik eingewiesen.
Sie übernehmen Herrn W.s Betreuung. In einem Gespräch mit Ihren Kolleginnen thematisieren Sie die Probleme im Zusammenhang mit der Urgeinkontinenz.

Ziel

Herrn W.s Urgeinkontinenz wird seiner Situation gemäss therapiert, und die entsprechenden pflegerischen Massnahmen werden eingeleitet.

Auftrag

Bilden Sie eine Kleingruppe und diskutieren Sie aufgrund Ihrer Erfahrungen im Umgang mit verwirrten, agitierten Menschen folgende Punkte:

- Welche Möglichkeit(en) ziehen Sie in Betracht, um die Urgeinkontinenz von Herrn W. zu behandeln?
- Wägen Sie Vor- und Nachteile der unterschiedlichen Möglichkeiten ab.
- Begründen Sie mit Ihrem Grundlagenwissen, welche der Möglichkeiten für die Situation angemessen sind und welche pflegerischen Massnahmen Sie jeweils einleiten.

Sozialform

Gruppenarbeit

Weiterführende Medien

Lauber, Annette/Schmalstieg, Petra (Hrsg.) (2005): *Pflegerische Interventionen* (Neuauflage). Stuttgart: Thieme [*Verstehen & Pflegen,* Band 3]. [S. 254–257, 262–267, 289f., 515].
Sauter, Dorothea/Abderhalden, Chris/Needham, Ian/Wolff, Stephan (2006): *Lehrbuch psychiatrische Pflege* (2., durchgesehene und ergänzte Auflage). Bern: Hans Huber.

Kind, Jugendliche, Familie, Frau (KJFF)

Sie betreuen Adrian, einen Jungen von fünf Jahren. Er wurde mit einer Myelomeningozele geboren und leidet dadurch an einer teilweisen Blasenlähmung. Bis anhin konnte er seine Blase durch Bauchpresse und Triggern entleeren. Wegen rezidivierender Harnwegsinfektionen und Pyelonephritiden wird seine Harnentleerungsstörung nun genau untersucht. Neben bildgebenden Verfahren soll Adrian zur Bestimmung der Restharnmenge nach der Blasenentleerung einmalkatheterisiert werden.

Ziel

Mit dem Ziel, weitere Harnwegsinfektionen und Pyelonephritiden zu verhindern, wird Adrian seiner Situation entsprechend betreut.

Auftrag

Klären Sie in Partnerarbeit unklare Begriffe.
Überlegen sie sich, mit welchen Massnahmen Adrian zukünftig am sichersten vor weiteren Harnwegsinfektionen und Pyelonephritiden geschützt werden kann und welche pflegerischen Interventionen Sie einleiten würden.
Notieren Sie sich anhand des Handlungsablaufes *Einen Blasenkatheter legen – mit Assistenz* und der Kurzzusammenfassung des Auftrages *Einmalkatheterisierung,* worin sich die Katheterisierung bei Kindern grundsätzlich von jener bei Erwachsenen unterscheidet.

Sozialform

Partnerarbeit

Medien

Handlungsablauf *Einen Blasenkatheter legen – mit Assistenz.*
Kurzzusammenfassung des Auftrages *Einmalkatheterisierung.*
Lauber, Annette/Schmalstieg, Petra (Hrsg.) (2005): *Pflegerische Interventionen* (Neuauflage). Stuttgart: Thieme [*Verstehen & Pflegen,* Band 3]. [S. 265, 288 f.].
Lüders, Dieter/Schönau Eckhard (1997): *Lehrbuch für Kinderkrankenschwestern.* Band II: *Das kranke Kind und seine Behandlung* (12. Auflage). Stuttgart: Ferdinand Enke. [S. 268, 422 f., 602 f.].

4 WERKSTATTANALYSE, LERNERFOLGSKONTROLLE UND LÖSUNGEN VORKENNTNISTEST

4.1 Reflexion zur Werkstattarbeit

Die folgenden Kernfragen dienen als mögliche Grundlage zur individuellen Reflexion der erlebten Werkstattarbeit von Studierenden und/oder Gruppen. Die Reflexion wird mit der begleitenden Lehrperson oder im Plenum besprochen.

1. Welches Thema wurde heute bearbeitet?

klar verständlich — unverständlich

Anregungen:

2. Die Arbeitmethode und Sozialform war …

hilfreich — hinderlich

Veränderungsmöglichkeit:

3. Die Inhalte waren …

lehrreich — nicht relevant

Verbesserungsmöglichkeiten, Ergänzungen:

4. Die Ziele der Arbeitsaufträge habe ich …

erreicht — nicht erreicht

5. Folgende Inhalte werde ich nachbearbeiten:

6. Zu den Inhalten wurde mir heute wichtig bzw. deutlich:

7. Welche relevanten Erkenntnisse nehme ich für die Arbeit in der Praxis mit?

8. Welche Konsequenzen ziehe ich aus dieser Analyse für weitere Werkstätten?

9. Was mir sonst auffiel und ich ausserdem noch sagen wollte:

Bringen Sie Ihre Erfahrungen anschliessend im Plenum ein.

4.2 Lernerfolgskontrolle

Transurethrale Katheterisierung

Welche Vorteile hat die intermittierende Blasenkatheterisierung gegenüber der transurethralen Dauerkatheterisierung?

Unterscheiden Sie die Indikationen für eine Dauer- bzw. eine Einmalkatheterisierung.

Begründen Sie, weshalb Sie bei der transurethralen Katheterisierung ein Gleitmittel (oder einen mit Hydrogel beschichteten Spezialkatheter, vgl. weiterführende Aufgaben) verwenden.

Wie viel ml Urin darf nach der Blasenkatheterisierung ohne Unterbruch maximal aus der Blase entleert werden? Begründen Sie.

Beschreiben Sie, wie Sie den Patientinnen und Patienten im Zusammenhang mit der transurethralen Blasenkatheterisierung Sicherheit und ein Kontrollgefühl vermitteln.

Nennen Sie Möglichkeiten, wie Sie beim Entfernen des Katheters die Ressourcen der Patientin, des Patienten gezielt fördern können.

Welche Risikopunkte beachten Sie bei der Katheterentfernung?

Welche Angaben halten Sie nach der Katheterisierung in der Patientendokumentation fest? Begründen Sie.

Weshalb soll der Urinauffangbeutel unterhalb des Blasenniveaus befestigt werden?

Begründen Sie, weshalb bei der Katheterisierung der Penis des Mannes zuerst deckenwärts und, nach dem Vorschieben des Katheters um etwa 15 cm, fusswärts gestreckt wird.

Zählen Sie das Material auf, das Sie zur transurethralen Katheterisierung benötigen.

Erstellen Sie eine Skizze, wie Sie die Arbeitsfläche mit dem benötigten Material zur transurethralen Katheterisierung vorbereiten und wie diese in Bezug zum Patienten, zur Patientin im Raum steht.

4.3 Vorkenntnistest – Lösungen

1. Welche Organe gehören zu den ableitenden Harnwegen?
   - [x] Urethra
   - [ ] Nieren
   - [ ] Prostata
   - [x] Urether
   - [x] Harnblase

2. Ordnen Sie die jeweilige Funktion dem richtigen Organ zu:
   - a Nieren
   - b Urether
   - c Musculus sphincter internus
   - d Harnblase/Blase
   - e Urethra
   - f Musculus sphincter externus

   - [d] Urinreservoir
   - [a] Urinproduktion
   - [b] Ableiten des Urins vom Nierenbecken in die Blase
   - [f] Willkürliche Blasenentleerung bzw. Urinretension
   - [c] Unwillkürliche Blasenentleerung bzw. Urinretension
   - [e] Ableiten des Urins von der Blase nach aussen

3. a Die Harnröhre der Frau ist mit etwa 12 cm Länge gegenüber jener des Mannes mit etwa 20 cm bedeutend kürzer,
   b … deshalb ist die Frau anfälliger für Infektionen des Urogenitaltraktes.
   - [ ] a und b sind richtig; a als Begründung von b ist richtig.
   - [ ] a und b sind richtig; b ist aber nicht Begründung von a.
   - [ ] a richtig; b falsch.
   - [x] a falsch; b richtig.
   - [ ] a falsch; b falsch.

4. Beschreiben Sie genau (in fünf Schritten) die willkürliche und die unwillkürliche Blasenentleerung.

Schritt	*willkürlich*	*unwillkürlich*
Reizaufnahme	Die gefüllte Blase reizt die Dehnungsrezeptoren in der Blasenwand	Die gefüllte Blase reizt die Dehnungsrezeptoren in der Blasenwand
Erregungsleitung	Afferente = sensorische Bahnen zur Grosshirnrinde	Afferente = sensorische Bahnen in den Sakralbereich im Rückenmark
Erregungsverarbeitung	Willkürlich in der Grosshirnrinde Empfindung von Harndrang	Unwillkürlich im sakralen Bereich im Rückenmark
Erregungsleitung	Efferente = motorische, somatische Bahnen zum äusseren Schliessmuskel und zur Bauchmuskulatur	Efferente = motorische, vegetative, d.h. hier parasympathische, Fasern zum inneren Schliessmuskel und zur Blasenmuskulatur
Effekt	Relaxation oder Dilatation des äusseren Schliessmuskels (gehört zur Skelettmuskulatur) und Einsatz der Bauchpresse	Kontraktion der Blasenwandmuskulatur und Dilatation des inneren Schliessmuskels

Quelle: Seeley, Rod/Stephens, Trent D./Tate, Philip (1995): Anatomy and Physiology. St. Louis: Mosby.

5. Bei der transurethralen Blasenkatheterisierung wird das Material nach denselben Kriterien vorbereitet und auf der sauberen Arbeitsfläche gerichtet wie beim Verbandwechsel. Beschreiben Sie, wie Sie vorgehen.

Das Material wird auf seine Sterilität überprüft (unversehrte Verpackung und Ablaufdatum). Die Arbeitsfläche wird immer vor der Benutzung mit Desinfektionsmittel gereinigt. Die Fläche muss trocken sein, bevor das Material aufgelegt wird. Die Fläche wird in einen sterilen und einen unsterilen Bereich unterteilt. Ebenfalls wird ein Abfallbehälter bereitgestellt. Die Materialien werden entsprechend ihrem Grad an Sauberkeit bzw. Sterilität angeordnet. Der Abfalleimer befindet sich am nächsten zur Patientin/zum Patienten, die sterilen Materialien befinden sich am weitesten von der Patientin/dem Patienten entfernt.

6. a Da die Bakterienanzahl durch den Mittelstrahlurin verfälscht werden kann …
   b … wird der Urin für einen Urinstatus immer unter sterilen Verhältnissen mit einem Blasenkatheter entnommen.

- [ ] a und b sind richtig; a als Begründung von b ist richtig.
- [ ] a und b sind richtig; b ist aber nicht Begründung von a.
- [x] a richtig; b falsch.
- [ ] a falsch; b richtig.
- [ ] a falsch; b falsch.

7. Wählen Sie in der folgenden Aufgabe alle Aussagen aus, die zutreffen. Es können mehrere Antworten richtig sein, vielleicht ist aber auch keine Antwort richtig.

Die Inkontinenztherapie ohne Katheter ist, wenn immer möglich, vorzuziehen weil:

- [x] bis zu 40 % der nosokomialen Infektionen katheterassoziierte Harnwegsinfektionen sind.
- [ ] die Hautverhältnisse in der Intimgegend durch einen Fremdkörper wie den Katheter generell mehr belastet werden.
- [x] die Integrität der Patienten und Patientinnen durch den Katheter stärker beeinträchtigt wird.
- [ ] mit einem gezielten Toilettentraining die Situation immer verbessert werden kann.

5 LITERATUR

5.1 Literatur zur Bearbeitung

Arets, Jos/Obex, Franz/Ortmans, Lei/Wagner, Franz (1999): *Professionelle Pflege.* Band 2: *Fähigkeiten und Fertigkeiten.* Bern: Hans Huber.

Beyer, Heidrun/Kuno, Elke/Sitzmann, Franz (2004): *ATL Ausscheiden.* In: Kellnhauser, Edith, et al. (Hrsg.): *THIEMEs Pflege* (S. 265–303). Stuttgart: Thieme.

Lauber, Annette/Schmalstieg, Petra (Hrsg.) (2005): *Pflegerische Interventionen* (Neuauflage). Stuttgart: Thieme [*Verstehen & Pflegen,* Band 3].

Lüders, Dieter/Schönau Eckhard (1997): *Lehrbuch für Kinderkrankenschwestern.* Band II: *Das kranke Kind und seine Behandlung* (12. Auflage). Stuttgart: Ferdinand Enke.

Willener, R./Nicolaides, Ch./Hess, R./Aplanalp, E. (2005): *Pflegestandard: transurethraler Blasenkatheter Erwachsene und Kinder.* Bern: Inselspital Bern, Direktion Pflege/MTT.

5.2 Weiterführende Literatur

Füsgen, Ingo/Melchior, Hansjörg (1997): *Inkontinenzmanual. Diagnostik – Therapie – Rehabilitation* (2. Auflage). Berlin: Springer.

Füsgen, Ingo (1992): *Der inkontinente Patient.* Bern: Hans Huber.

Huch, Renate/Bauer, Christian (Hrsg.) (2003): *Mensch, Körper, Krankheit* (4. Auflage). München: Urban & Fischer bei Elsevier.

Klischies, Rainer/Kaiser, Ursula/Singbeil-Brischkat, Vera (2001): *Hygiene und medizinische Mikrobiologie* (3. Auflage). Stuttgart: Schattauer.

Sauter, Dorothea/Abderhalden, Chris/Needham, Ian/Wolff, Stephan (2006): *Lehrbuch psychiatrische Pflege* (2., durchgesehene und ergänzte Auflage). Bern: Hans Huber.

Seeley, Rod/Stephens, Trent D./Tate, Philip (1995): *Anatomy and Physiology.* St. Louis: Mosby.

5.3 Internetadressen

http://www.kontinenz-gesellschaft.de

6 KURZCHECKLISTEN FÜR DIE PRAXIS

Sterile Handschuhe anziehen

Einen Blasendauerkatheter legen – mit Assistenz – bei einer Patientin

Einen Blasendauerkatheter legen – mit Assistenz – bei einem Patienten

Einen Blasendauerkatheter legen – ohne Assistenz – bei einer Patientin

Einen Blasendauerkatheter legen – ohne Assistenz – bei einem Patienten

6.1 Sterile Handschuhe anziehen

HANDLUNGSSCHRITTE	BESCHREIBUNG	BEMERKUNGEN
Vorbereitung		
Hygieneregeln beachten	Informieren Sie sich in der Dokumentation über die genaue Verordnung und prüfen Sie, ob bei der Intervention das Tragen von sterilen Handschuhen vorgegeben ist.	
Material vorbereiten	Überprüfen Sie die Handschuhe auf ihre Grösse und Sterilität.	
Einrichten des Arbeitsplatzes und der Arbeitsfläche	Vermeiden Sie im Zimmer der Patientin/des Patienten Zugluft, schliessen Sie die Fenster und halten Sie die persönlichen antiseptischen Regeln ein. Desinfizieren Sie sich die Hände und reinigen Sie anschliessend die Ablagefläche mit einer Feucht-Wischdesinfektion.	
Durchführung		
Sterile Handschuhe auspacken	Öffnen Sie die äussere Verpackung der sterilen Handschuhe und entsorgen Sie sie direkt in den Abfalleimer. Fassen Sie die sterile innere Verpackung von aussen her und klappen Sie sie ein erstes Mal auf. Klappen Sie den oberen und unteren Rand ebenfalls nach oben bzw. unten auf. Fassen Sie den umgeschlagenen Papierfalz beidseitig von aussen und ziehen Sie die innere Verpackung ganz auf. Platzieren Sie die Handschuhe so, dass die Öffnung zu Ihnen gerichtet ist.	

HANDLUNGSSCHRITTE	BESCHREIBUNG	BEMERKUNGEN
Durchführung		
Sterile Handschuhe anziehen	Schieben Sie die führende Hand (Rechtshänder rechts und umgekehrt) von der Handschuhöffnung her mit der Handfläche nach oben in den Handschuh hinein. Fassen Sie mit der anderen Hand den Handschuh unten (vom Handgelenk her) am umgeschlagenen Teil auf der *Handschuhinnenseite* und ziehen Sie ihn über die Hand. Nun schieben Sie die Finger der sterilen Hand beim verbleibenden Handschuh von den Fingern her unter den Umschlag (Handschuhaussenseite), heben die Handschuhöffnung an und fahren mit der noch unsterilen Hand hinein. Ziehen Sie jetzt den zweiten Handschuh über die Hand, wobei die Finger der führenden Hand immer unter dem Umschlag verborgen bleiben müssen.	
Nachsorge		
Optimalen Schutz garantieren	Versichern Sie sich, dass Sie die Sterilität der Handschuhe wahren konnten. Sollte dies nicht der Fall sein, ziehen Sie ein neues Paar über.	
Materialentsorgung	Ziehen Sie die Handschuhe nach der Intervention so aus, dass beim ersten die Innenseite vom Handgelenk aus über die Hand gezogen wird. Der ausgezogene Handschuh wird in der anderen Hand zusammengeknüllt, bevor der zweite Handschuh ebenfalls mit der Innenseite über die Hand gezogen wird. Entsorgen Sie die verschmutzten Handschuhe direkt in den Abfalleimer.	

6.2 Einen Blasendauerkatheter legen – mit Assistenz – bei einer Patientin

HANDLUNGSSCHRITTE	AUSFÜHRENDE	ASSISTENZ	BEMERKUNGEN
Vorbereitung			
Kenntnisse prüfen	Prüfen Sie, ob Ihre Kenntnisse über Indikation, Durchführung und mögliche Komplikationen der Handlung und deren Bedeutung für die Patientin ausreichend sind.		
Verordnung und Dokumentation prüfen	Informieren Sie sich in der Dokumentation über die genaue Verordnung. Bei Latexallergien muss ein Silikonkatheter verordnet werden.		
Information/emotionale Situation der Patientin	Versichern Sie sich, dass die Patientin vom Arzt über die Einlage eines transurethralen Blasenkatheters informiert wurde, und klären Sie gegebenenfalls verbleibende Fragen und Unsicherheiten.		

HANDLUNGSSCHRITTE	AUSFÜHRENDE	ASSISTENZ	BEMERKUNGEN
Vorbereitung			
Material vorbereiten	Händedesinfektion. Legen Sie das notwendige sterile Material auf einem desinfizierten Wagen bereit: – Einmalhandschuhe, – Abfallbehälter, – Schutzunterlage, – Händedesinfektionsmittel, – 2 Dauerkatheter, – 1 steriles Abdecktuch, um eine sterile Ablagefläche zur Verfügung zu haben, – 1 Paar sterile Handschuhe und eine sterile anatomische Pinzette *oder* 2 Paar sterile Handschuhe, – Schleimhautdesinfektionsmittel mit einer sterilen Schale, – 6 sterile Kugeltupfer, – Gleitmittel, evtl. mit anästhesierender Wirkung (z.B. Instillagel®), – 1 sterile Auffangschale für den Urin, – Urinableitungssystem mit Rückflussventil, Aufhängevorrichtung, – 10-ml-Spritze mit Aufziehnadel und 10 ml *Aqua destillata* zum Füllen des Katheterballons. Überprüfen Sie bei allen sterilen Materialien das Ablaufdatum.	Händedesinfektion. Helfen Sie nach Absprache beim Bereitstellen des Materials.	
Vorbereiten des Zimmers	Halten Sie die persönlichen antiseptischen Regeln ein (Hände waschen, desinfizieren usw.). Stellen Sie ein ungestörtes Arbeiten sicher (Mitpatientinnen, Besucher/innen usw.), installieren Sie den Blickschutz, sorgen Sie für ausreichende Beleuchtung.	Vermeiden Sie im Zimmer der Patientin Zugluft, schliessen Sie die Fenster und halten Sie die persönlichen antiseptischen Regeln ein (Hände waschen, desinfizieren usw.)	

HANDLUNGSSCHRITTE	AUSFÜHRENDE	ASSISTENZ	BEMERKUNGEN
Vorbereitung			
Material auf der Arbeitsfläche vorbereiten	Trennen Sie die Arbeitsfläche in einen sterilen und einen unsterilen Bereich. Bereiten Sie den Abfalleimer vor (Abwurf). Auf der unsterilen Fläche legen Sie ungeöffnet die folgenden Materialien bereit: Einmalhandschuhe, Hände- und Schleimhautdesinfektionsmittel, Urinableitesystem, 1 Paar sterile Handschuhe, 10-ml-Spritze, Nadel, *Aqua destillata* und Gleitmittel. Schaffen Sie mit dem Abdecktuch eine sterile Fläche. Öffnen Sie unter Berücksichtigung der Asepsis das Katheterset oder die einzelnen sterilen Materialien (evtl. Pinzette, sterile Schale mit Kugeltupfern, Urinauffangschale) und ordnen Sie es ohne Kontamination auf der sterilen Fläche an.	Entfernen Sie die äussere Verpackung des Katheters.	
Durchführung			
Betreuung der Patientin während der Katheterisierung	Informieren Sie die Patientin während der Katheterisierung laufend über alle Schritte und beobachten Sie sie regelmässig.		

HANDLUNGSSCHRITTE	AUSFÜHRENDE	ASSISTENZ	BEMERKUNGEN
Durchführung			
Lagerung		Decken Sie die Patientin ab und halten Sie sie dazu an, sich in der Rückenlage hinzulegen, oder unterstützen Sie sie dabei. Schieben Sie die flüssigkeitsdichte Schutzunterlage unter das Becken der Patientin. Decken Sie die Patientin nochmals zu.	
Desinfektion	Ziehen Sie sterile Handschuhe an. Wird nicht mit der Pinzette gearbeitet, ziehen Sie an der führenden Hand einen zweiten Handschuh über. Breiten Sie evtl. das Lochtuch mit dem Schlitz nabelwärts so aus, dass die Harnröhre gut zugänglich bleibt. Mit der nicht führenden Hand (Rechtshänder links und umgekehrt) spreizen Sie die Labien. Die Hand bleibt in dieser Position, bis der Katheter eingeführt ist. Machen Sie die Patientin darauf aufmerksam, dass das Desinfektionsmittel sich kalt anfühlt. Mit der Arbeitshand desinfizieren Sie die äusseren und inneren Labien mit je zwei Tupfern.	Wenn nicht mit der Pinzette gearbeitet wird, reichen Sie das zweite Paar Handschuhe steril an. Decken Sie die Patientin ab und fordern Sie sie auf, beide Beine aufzustellen und zu spreizen, oder unterstützen Sie sie dabei. Tränken Sie die Kugeltupfer mit Schleimhautdesinfektionsmittel. Ziehen Sie in der 10-ml-Spritze *Aqua destillata* auf und legen Sie die gefüllte Spritze bereit.	

HANDLUNGSSCHRITTE	AUSFÜHRENDE	ASSISTENZ	BEMERKUNGEN
Durchführung			
	Führen Sie die Wischdesinfektion von der Symphyse Richtung Anus durch, beachten Sie die Einwirkzeit des Mittels. Desinfizieren Sie mit dem fünften Tupfer die Harnröhre. Entsorgen Sie die Tupfer direkt in den Abfalleimer. Legen Sie den sechsten Tupfer vor die Vagina.		
Verschmutzten Handschuh ausziehen		Bei der Durchführung ohne Pinzette ziehen Sie den verschmutzten Handschuh aus und entsorgen ihn.	
Gleitmittel einbringen	Tragen Sie Gleitmittel auf die Katheterspitze und um die Harnröhrenöffnung auf, den Rest bringen Sie in die Harnröhre ein. Führen Sie dazu die Spitze der Spritze vorsichtig in die Öffnung. Spritzen Sie das Gleitmittel sehr langsam in die Harnröhre. Entsorgen Sie die leere Spritze direkt in den Abfalleimer. Bei anästhesierendem Gleitmittel beachten Sie dessen Einwirkzeit.	Reichen Sie das Gleitmittel steril an. Danach öffnen Sie die innere Katheterverpackung an der Katheterspitze und halten sie Ihrer Kollegin unter Wahrung der Sterilität hin.	

HANDLUNGSSCHRITTE	AUSFÜHRENDE	ASSISTENZ	BEMERKUNGEN
Durchführung			
Katheter fassen	Stellen Sie die sterile Auffangschale zwischen die Beine der Patientin (auf das sterile Lochtuch). Fassen Sie den Katheter etwa 4 cm unterhalb der Spitze mit Daumen und Zeigefinger der Arbeitshand (oder mit der Pinzette), ziehen Sie ihn aus der Verpackung und klemmen Sie das Ende über dem Handrücken zwischen Ring- und kleinem Finger fest.	Reichen Sie den Katheter steril an.	
Katheter einführen	Führen Sie den Katheter durch Nachfassen so weit in die Harnröhre ein, bis Urin in die Auffangschale fliesst. Schieben Sie den Katheter um weitere 2–3 cm vor und fixieren Sie ihn nun mit der nicht führenden Hand in dieser Position.	Ziehen Sie Einmalhandschuhe an. Schliessen Sie den sterilen Urinableitungsschlauch am Katheterende an.	
Katheter blocken	Füllen Sie den Ballon über das Ventil mit der vom Hersteller angegebenen Menge *Aqua destillata*. Fragen Sie die Patientin, ob sie dabei Schmerzen verspürt. Ziehen Sie den Katheter vorsichtig zurück, bis Widerstand spürbar wird.	Reichen Sie das aufgezogene *Aqua destillata* an. Befestigen Sie das sterile Urinauffangsystem.	

HANDLUNGSSCHRITTE	AUSFÜHRENDE	ASSISTENZ	BEMERKUNGEN
Durchführung			
Urinabfluss	Lassen Sie bei stark gefüllter Blase maximal 500 ml Urin abfliessen und klemmen Sie danach den Ableitungsschlauch des Auffangsystems mit einer Plastikklemme ab. Lassen Sie nach jeweils 30 Minuten Wartezeit weitere 500 ml Urin abfliessen, bis die Blase entleert ist. Danach lassen Sie den Abfluss je nach Verordnung offen oder öffnen ihn intermittierend.		
Wohlbefinden fördern	Entfernen Sie den sechsten Tupfer vor der Vagina, die Auffangschale und das Lochtuch; reinigen Sie die Intimgegend der Patientin oder leiten Sie sie dabei an.	Unterstützen Sie die Patientin dabei, die gewünschte Lage einzunehmen.	
Nachsorge			
Anleiten im Umgang mit dem Blasenkatheter	Fordern Sie die Patientin auf, sich bei Schwierigkeiten, ungewöhnlichen Begleiterscheinungen wie Schmerzen, Brennen in der Harnröhre, Harndrang, Urinverfärbungen oder fehlendem Urin sofort zu melden. Instruieren Sie die Patientin, dass der Auffangbeutel immer unterhalb des Blasenniveaus befestigt und eine Siphonbildung des ableitenden Schlauches verhindert werden muss.		

HANDLUNGSSCHRITTE	AUSFÜHRENDE	ASSISTENZ	BEMERKUNGEN
Nachsorge			
Beurteilung der Pflegehandlung	Versichern Sie sich, dass die Patientin Ihre Anweisungen verstanden hat, fragen Sie nach, ob sie zufrieden ist. Klären Sie auch, ob allenfalls weitere Fragen oder Unsicherheiten bestehen.		
Materialentsorgung	Ziehen Sie die Handschuhe aus und entsorgen Sie sie mit allen Einwegmaterialien direkt in den Abfalleimer. Reinigen Sie Auffang- und Desinfektionsschale, Pinzette, Nadel usw. fachgerecht, geben Sie das Material zur Aufbereitung in die Sterilisation und/oder entsorgen Sie es. Desinfizieren Sie die verwendete Ablagefläche. Desinfizieren Sie sich die Hände.	Händedesinfektion.	
Dokumentation	Halten Sie die Pflegeintervention mit Charrière des Katheters, Blockungsmenge und entleerter Urinmenge in der Pflegedokumentation fest. Notieren Sie auch Schwierigkeiten, Beschwerden der Patientin und weitere Beobachtungen.		

6.3 Einen Blasendauerkatheter legen – mit Assistenz – bei einem Patienten

HANDLUNGSSCHRITTE	AUSFÜHRENDE	ASSISTENZ	BEMERKUNGEN
Vorbereitung			
Kenntnisse prüfen	Prüfen Sie, ob Ihre Kenntnisse über Indikation, Durchführung und mögliche Komplikationen der Handlung und deren Bedeutung für den Patienten ausreichend sind.		
Verordnung und Dokumentation prüfen	Informieren Sie sich in der Dokumentation über die genaue Verordnung. Bei Latexallergien muss ein Silikonkatheter verordnet werden.		
Information/emotionale Situation des Patienten	Versichern Sie sich, dass der Patient vom Arzt über die Einlage eines transurethralen Blasenkatheters informiert wurde, und klären Sie gegebenenfalls verbleibende Fragen und Unsicherheiten.		

HANDLUNGSSCHRITTE	AUSFÜHRENDE	ASSISTENZ	BEMERKUNGEN
Vorbereitung			
Material vorbereiten	Händedesinfektion. Legen Sie das notwendige sterile Material auf einem desinfizierten Wagen bereit: – Einmalhandschuhe, – Abfallbehälter, – Schutzunterlage, – Händedesinfektionsmittel, – 2 Dauerkatheter, – 1 steriles Abdecktuch, um eine sterile Ablagefläche zur Verfügung zu haben, – 1 Paar sterile Handschuhe und eine sterile anatomische Pinzette *oder* 2 Paar sterile Handschuhe, – Schleimhautdesinfektionsmittel mit einer sterilen Schale, – 6 sterile Kugeltupfer, – Gleitmittel, evtl. mit anästhesierender Wirkung (z.B. Instillagel®), – 1 sterile Auffangschale für den Urin, – Urinableitungssystem mit Rückflussventil, Aufhängevorrichtung, – 10-ml-Spritze mit Aufziehnadel und 10 ml *Aqua destillata* zum Füllen des Katheterballons. Überprüfen sie bei allen sterilen Materialien das Ablaufdatum.	Händedesinfektion. Helfen Sie nach Absprache beim Bereitstellen des Materials.	
Vorbereiten des Zimmers	Halten Sie die persönlichen antiseptischen Regeln ein (Hände waschen, desinfizieren usw.). Stellen Sie ein ungestörtes Arbeiten sicher (Mitpatienten, Besucher/innen usw.), installieren Sie den Blickschutz, sorgen Sie für ausreichende Beleuchtung.	Vermeiden Sie im Zimmer des Patienten Zugluft, schliessen Sie die Fenster und halten Sie die persönlichen antiseptischen Regeln ein (Hände waschen, desinfizieren usw.)	

HANDLUNGSSCHRITTE	AUSFÜHRENDE	ASSISTENZ	BEMERKUNGEN
Vorbereitung			
Material auf der Arbeitsfläche vorbereiten	Trennen Sie die Arbeitsfläche in einen sterilen und einen unsterilen Bereich. Bereiten Sie den Abfalleimer vor (Abwurf). Auf der unsterilen Fläche legen Sie ungeöffnet die folgenden Materialien bereit: Einmalhandschuhe, Hände- und Schleimhautdesinfektionsmittel, Urinableitesystem, 1 Paar sterile Handschuhe, 10-ml-Spritze, Nadel, *Aqua destillata* und Gleitmittel. Schaffen Sie mit dem Abdecktuch eine sterile Fläche. Öffnen Sie unter Berücksichtigung der Asepsis das Katheterset oder die einzelnen sterilen Materialien (evtl. Pinzette, sterile Schale mit Kugeltupfern, Urinauffangschale) und ordnen Sie es ohne Kontamination auf der sterilen Fläche an.	Entfernen Sie die äussere Verpackung des Katheters.	
Durchführung			
Betreuung des Patienten während der Katheterisierung	Informieren Sie den Patienten während der Katheterisierung laufend über alle Schritte und beobachten Sie ihn regelmässig.		

HANDLUNGSSCHRITTE	AUSFÜHRENDE	ASSISTENZ	BEMERKUNGEN
Durchführung			
Lagerung		Decken Sie den Patienten ab und halten Sie ihn an, sich in Rückenlage hinzulegen, oder unterstützen Sie ihn dabei. Die flüssigkeitsdichte Schutzunterlage wird unter das Becken des Patienten geschoben. Decken Sie den Patienten noch einmal zu.	
Desinfektion	Ziehen Sie sterile Handschuhe an. Wird nicht mit der Pinzette gearbeitet, ziehen Sie an der führenden Hand einen zweiten Handschuh über.	Wenn nicht mit der Pinzette gearbeitet wird, reichen Sie das zweite Paar Handschuhe steril an.	
	Breiten Sie evtl. das Lochtuch mit dem Schlitz nabelwärts so aus, dass der Penis auf der sterilen Fläche liegt. Schieben Sie das *Präputium* mit der nicht führenden Hand (Rechtshänder links und umgekehrt) ohne Kraftanwendung zurück. Die Hand bleibt in dieser Position, bis der Katheter eingeführt ist.	Decken Sie den Patienten ab. Lassen Sie ihn die Beine spreizen oder unterstützen Sie ihn dabei. Tränken Sie die Kugeltupfer mit Schleimhautdesinfektionsmittel. Ziehen Sie *Aqua destillata* in die 10-ml-Spritze auf und legen Sie die gefüllte Spritze bereit.	
	Machen Sie den Patienten darauf aufmerksam, dass das Desinfektionsmittel sich kalt anfühlt. Desinfizieren Sie mit der Arbeitshand *Glans penis* und Harnröhrenöffnung zuerst kreisförmig, danach in Richtung Peniswurzel von der Harnröhre weg, je zweimal. Verwenden Sie dazu jeweils einen neuen Tupfer.		

HANDLUNGSSCHRITTE	AUSFÜHRENDE	ASSISTENZ	BEMERKUNGEN
Durchführung			
	Mit dem letzten Tupfer desinfizieren Sie die leicht gespreizte Harnröhrenöffnung nochmals. Beachten Sie die Einwirkzeit des Mittels. Entsorgen Sie die Tupfer direkt in den Abfallbehälter.		
Verschmutzten Handschuh ausziehen		Bei der Durchführung ohne Pinzette ziehen Sie den verunreinigten Handschuh aus und entsorgen ihn in den Abfallbehälter.	
Gleitmittel einbringen	Tragen Sie auf die Katheterspitze und um die Harnröhrenöffnung Gleitmittel auf und bringen Sie den Rest in die Harnröhre ein. Führen Sie dazu die Spitze der Spritze vorsichtig in die Öffnung und spritzen Sie das Gleitmittel sehr langsam hinein. Pressen Sie mit den Fingern den Penis hinter der *Glans* leicht zusammen, damit das Gleitmittel nicht herausfliesst. Entsorgen Sie die leere Spritze direkt in den Abfallbehälter. Beachten Sie bei anästhesierendem Gleitmittel die Einwirkzeit.	Reichen Sie das Gleitmittel steril an. Öffnen Sie danach die innere Katheterverpackung an der Katheterspitze und halten Sie sie Ihrer Kollegin unter Wahrung der Sterilität hin.	

HANDLUNGSSCHRITTE	AUSFÜHRENDE	ASSISTENZ	BEMERKUNGEN
Durchführung			
Katheter fassen	Stellen Sie die sterile Auffangschale zwischen die Beine des Patienten (auf das sterile Lochtuch). Fassen Sie den Katheter etwa 4 cm unterhalb der Spitze mit Daumen und Zeigefinger der Arbeitshand (oder mit der Pinzette), ziehen Sie ihn aus der Verpackung und klemmen Sie das Ende über dem Handrücken zwischen Ring- und kleinem Finger fest.	Reichen Sie den Katheter steril an.	
Katheter einführen	Strecken Sie den Penis zuerst Richtung Decke und führen Sie dann den Katheter durch Nachfassen ca. 15 cm in die Harnröhre ein, anschliessend strecken Sie den Penis Richtung Fussende und schieben den Katheter nach, bis Urin in die Auffangschale fliesst. Schieben Sie den Katheter um weitere 2–3 cm vor und fixieren Sie ihn nun mit der nicht führenden Hand in dieser Position.	Ziehen Sie Einmalhandschuhe an. Schliessen Sie den sterilen Urinableiteschlauch am Katheterende an.	

HANDLUNGSSCHRITTE	AUSFÜHRENDE	ASSISTENZ	BEMERKUNGEN
Durchführung			
Katheter blocken	Füllen Sie den Ballon über das Ventil mit der angegebenen Menge *Aqua destillata.* Fragen Sie den Patienten, ob er dabei Schmerzen verspürt. Ziehen Sie den Katheter vorsichtig zurück, bis Widerstand spürbar wird.	Reichen Sie das aufgezogene *Aqua destillata* an. Befestigen Sie das sterile Urinauffangsystem.	
Urinabfluss	Lassen Sie bei stark gefüllter Blase maximal 500 ml Urin abfliessen und klemmen Sie danach den Ableitungsschlauch des Auffangsystems mit einer Plastikklemme ab. Nach jeweils 30 Minuten Wartezeit lassen Sie weitere 500 ml Urin abfliessen, bis die Blase entleert ist. Danach lassen Sie den Abfluss je nach Verordnung offen oder öffnen ihn intermittierend.		
Wohlbefinden fördern	Entfernen Sie die Auffangschale und das Lochtuch. Ziehen Sie das *Präputium* wieder über die *Glans.* Reinigen Sie die Intimgegend des Patienten oder leiten Sie ihn dabei an.	Unterstützen Sie den Patienten dabei, die gewünschte Lage einzunehmen.	

HANDLUNGSSCHRITTE	AUSFÜHRENDE	ASSISTENZ	BEMERKUNGEN
Nachsorge			
Anleiten im Umgang mit dem Blasenkatheter	Fordern Sie den Patienten auf, sich bei Schwierigkeiten, ungewöhnlichen Begleiterscheinungen wie Schmerzen, Brennen in der Harnröhre, Harndrang, Urinverfärbungen oder fehlendem Urin sofort zu melden. Instruieren Sie den Patienten, dass der Auffangbeutel immer unterhalb des Blasenniveaus befestigt und eine Siphonbildung des ableitenden Schlauches verhindert werden muss.		
Beurteilung der Pflegehandlung	Versichern Sie sich, dass der Patient Ihre Anweisungen verstanden hat, fragen Sie nach, ob er zufrieden ist. Klären Sie auch, ob allenfalls weitere Fragen oder Unsicherheiten bestehen.		
Materialentsorgung	Ziehen Sie die Handschuhe aus und entsorgen Sie sie mit allen Einwegmaterialien direkt in den Abfalleimer. Reinigen Sie Auffang- und Desinfektionsschale, Pinzette, Nadel usw. fachgerecht, geben Sie das Material zur Aufbereitung in die Sterilisation und/oder entsorgen Sie es. Desinfizieren Sie die verwendete Ablagefläche. Desinfizieren Sie sich die Hände.	Händedesinfektion.	

HANDLUNGSSCHRITTE	AUSFÜHRENDE	ASSISTENZ	BEMERKUNGEN
Nachsorge			
Dokumentation	Halten Sie die Pflegeintervention mit Charrière des Katheters, Blockungsmenge und entleerter Urinmenge in der Pflegedokumentation fest. Notieren Sie auch Schwierigkeiten, Beschwerden des Patienten und weitere Beobachtungen.		

Notizen

6.3 Einen Blasendauerkatheter legen – ohne Assistenz – bei einer Patientin

HANDLUNGSSCHRITTE	BESCHREIBUNG	BEMERKUNGEN
Vorbereitung		
Kenntnisse prüfen	Prüfen Sie, ob Ihre Kenntnisse über Indikation, Durchführung und mögliche Komplikationen der Handlung und deren Bedeutung für die Patientin ausreichend sind.	
Verordnung und Dokumentation prüfen	Informieren Sie sich in der Dokumentation über die genaue Verordnung. Klären Sie ab, ob Allergien bekannt sind, und berücksichtigen Sie diese Informationen. Bei Latexallergien muss ein Silikonkatheter verordnet werden.	
Information/emotionale Situation der Patientin	Versichern Sie sich, dass die Patientin vom Arzt über die Einlage eines transurethralen Blasenkatheters informiert wurde, und klären Sie gegebenenfalls offene Fragen und Unsicherheiten.	
Material vorbereiten	Händedesinfektion. Legen Sie das notwendige Material auf einem desinfizierten Wagen bereit: – Abfalleimer, – Schutzunterlage fürs Bett, – Händedesinfektionsmittel, – 2 Blasendauerkatheter, – 1 steriles Abdecktuch, um eine sterile Ablagefläche zur Verfügung zu haben, – 1 Paar sterile Handschuhe und eine sterile anatomische Pinzette *oder* 2 Paar sterile Handschuhe, – Schleimhautdesinfektionsmittel mit einer sterilen Schale, – 6 sterile Kugeltupfer, – Gleitmittel, evtl. mit anästhesierender Wirkung, – 1 sterile Auffangschale für den Urin,	

HANDLUNGSSCHRITTE	BESCHREIBUNG	BEMERKUNGEN
Vorbereitung		
	– Urinableitungssystem mit Rückflussventil, Aufhängevorrichtung, – 10-ml-Spritze mit Aufziehnadel und 10 ml *Aqua destillata* zum Füllen des Katheterballons. Überprüfen Sie bei allen sterilen Materialien das Ablaufdatum.	
Vorbereiten des Zimmers	Vermeiden Sie im Zimmer der Patientin Zugluft, schliessen Sie die Fenster und halten Sie die persönlichen antiseptischen Regeln ein (Hände waschen, desinfizieren usw.). Sorgen Sie für ein ungestörtes Arbeiten (Mitpatientinnen, Besucher und Besucherinnen usw.), installieren Sie den Blickschutz. Sorgen Sie für ausreichende Beleuchtung.	
Material auf der Arbeitsfläche vorbereiten	Trennen Sie die Arbeitsfläche in einen sterilen und einen unsterilen Bereich. Bereiten Sie den Abfalleimer (Abwurf) vor. Legen Sie auf der unsterilen Fläche das Hände- und Schleimhautdesinfektionsmittel, das Urinableitesystem, 1 Paar sterile Handschuhe und die 10-ml-Spritze mit dem aufgezogenen *Aqua destillata* bereit. Schaffen Sie sich mit dem Abdecktuch eine sterile Fläche. Öffnen Sie unter Berücksichtigung der Asepsis das Katheterset oder die einzelnen sterilen Materialien (Pinzette *oder* 1 Paar sterile Handschuhe, sterile Schale mit Kugeltupfer, 1 Katheter, Gleitmittel, Urinauffangschale) und ordnen Sie diese Materialien ohne Kontamination auf der sterilen Fläche an. Tränken Sie die Kugeltupfer mit Schleimhautdesinfektionsmittel.	

HANDLUNGSSCHRITTE	BESCHREIBUNG	BEMERKUNGEN
Durchführung		
Betreuung der Patientin während der Katheterisierung	Informieren Sie die Patientin während der Katheterisierung laufend über alle Schritte und beobachten Sie sie regelmässig.	
Lagerung	Decken Sie die Patientin ab und halten Sie sie dazu an, sich in der Rückenlage hinzulegen, oder unterstützen Sie sie dabei. Schieben Sie die flüssigkeitsdichte Schutzunterlage unter das Becken der Patientin. Decken Sie die Patientin nochmals zu.	
Desinfektion	Ziehen Sie sterile Handschuhe an. Wenn nicht mit der Pinzette gearbeitet wird, ziehen Sie an der führenden Hand einen zweiten sterilen Handschuh über. Fordern Sie die Patientin auf, sich abzudecken, beide Beine aufzustellen und zu spreizen. Breiten Sie evtl. das Lochtuch mit dem Schlitz nabelwärts so aus, dass die Harnröhre gut zugänglich bleibt. Spreizen Sie die Labien mit der nicht führenden Hand (Rechtshänder links und umgekehrt). Die Hand bleibt in dieser Position, bis der Katheter eingeführt ist. Bereiten Sie die Patientin darauf vor, dass das Desinfektionsmittel sich kalt anfühlt. Mit der Arbeitshand desinfizieren Sie nun die äusseren und inneren Labien mit je zwei Tupfern. Führen Sie die Wischdesinfektion von der Symphyse zum Anus durch, beachten Sie die Einwirkzeit des Mittels. Mit dem fünften Tupfer desinfizieren Sie die Harnröhre. Entsorgen Sie die Tupfer direkt in den Abfalleimer. Legen Sie den sechsten Tupfer vor die Vagina. Bei der Durchführung ohne Pinzette ziehen Sie nun den verunreinigten Handschuh aus und entsorgen ihn.	

HANDLUNGSSCHRITTE	BESCHREIBUNG	BEMERKUNGEN
Durchführung		
Gleitmittel einbringen	Tragen Sie auf die Katheterspitze und um die Harnröhrenöffnung Gleitmittel auf und bringen Sie den Rest in die Harnröhre ein. Dazu führen Sie die Spitze der Spritze vorsichtig in die Öffnung und spritzen das Gleitmittel sehr langsam hinein. Beachten Sie bei anästhesierendem Gleitmittel dessen Einwirkzeit.	
Katheter fassen	Stellen Sie die sterile Auffangschale zwischen die Beine der Patientin (auf das sterile Lochtuch). Fassen Sie den Katheter etwa 4 cm unterhalb der Spitze mit Daumen und Zeigefinger der Arbeitshand (oder mit der Pinzette), klemmen Sie das Ende zwischen Ring- und kleinem Finger über dem Handrücken fest.	
Katheter einführen	Führen Sie den Katheter durch Nachfassen so weit in die Harnröhre ein, bis Urin in die Auffangschale fliesst. Schieben Sie den Katheter nun weitere 2–3 cm vor und fixieren Sie ihn mit der nicht führenden Hand in dieser Position. Schliessen Sie das Urinableitungssystem am Katheterende an.	
Katheter blocken	Füllen Sie den Ballon über das Ventil mit der vom Hersteller angegebenen Menge *Aqua destillata.* Fragen Sie die Patientin, ob sie dabei Schmerzen verspürt. Ziehen Sie den Katheter vorsichtig zurück, bis Widerstand spürbar wird.	

HANDLUNGSSCHRITTE	BESCHREIBUNG	BEMERKUNGEN
Durchführung		
Urinabfluss	Lassen Sie bei stark gefüllter Blase maximal 500 ml Urin abfliessen. Danach klemmen Sie den Ableitungsschlauch des Auffangsystems mit einer Plastikklemme ab. Nach jeweils 30 Minuten Wartezeit lassen Sie weitere 500 ml Urin abfliessen, bis die Blase entleert ist. Lassen Sie danach den Abfluss je nach Verordnung offen oder öffnen Sie ihn intermittierend.	
Wohlbefinden fördern	Entfernen Sie den sechsten Tupfer vor der Vagina, die Auffangschale und das Lochtuch. Fordern Sie die Patientin auf, die Intimgegend zu reinigen, oder unterstützen Sie sie dabei. Helfen Sie der Patientin, die gewünschte Lage einzunehmen.	
Nachsorge		
Anleiten im Umgang mit dem Blasenkatheter	Fordern Sie die Patientin auf, sich bei Schwierigkeiten, ungewöhnlichen Begleiterscheinungen wie Schmerzen, Brennen in der Harnröhre, Harndrang, Verfärbungen oder fehlendem Urin sofort zu melden. Instruieren Sie die Patientin, dass der Auffangbeutel immer unterhalb des Blasenniveaus befestigt werden muss, sodass der Urin beim Abfliessen keine Steigung zu überwinden hat.	
Beurteilung der Pflegehandlung	Versichern Sie sich, dass die Patientin Ihre Anweisungen verstanden hat, fragen Sie nach, ob sie zufrieden ist, und klären Sie, ob allenfalls weitere Fragen oder Unsicherheiten bestehen.	

HANDLUNGSSCHRITTE	BESCHREIBUNG	BEMERKUNGEN
Nachsorge		
Materialentsorgung	Ziehen Sie die Handschuhe aus und entsorgen Sie sie mit allen Einwegmaterialien direkt in den Abfalleimer. Reinigen Sie Auffang- und Desinfektionsschale, Pinzette, Nadel usw. fachgerecht, geben Sie das Material zur Aufbereitung in die Sterilisation und/oder entsorgen Sie es. Desinfizieren Sie die verwendete Ablagefläche. Desinfizieren Sie sich die Hände.	
Dokumentation	Halten Sie die Pflegeintervention mit Charrière des Katheters, Blockungsmenge und entleerter Urinmenge in der Pflegedokumentation fest. Notieren Sie allfällige Schwierigkeiten, Beschwerden der Patientin und weitere Beobachtungen.	

Notizen

6.4 Einen Blasendauerkatheters legen – ohne Assistenz – bei einem Patienten

HANDLUNGSSCHRITTE	BESCHREIBUNG	BEMERKUNGEN
Vorbereitung		
Kenntnisse prüfen	Prüfen Sie, ob Ihre Kenntnisse über Indikation, Durchführung und mögliche Komplikationen der Handlung und deren Bedeutung für den Patienten ausreichend sind.	
Verordnung und Dokumentation prüfen	Informieren Sie sich in der Dokumentation über die genaue Verordnung. Klären Sie ab, ob Allergien bekannt sind, und berücksichtigen Sie diese Informationen. Bei Latexallergien muss ein Silikonkatheter verordnet werden.	
Information und emotionale Situation des Patienten	Versichern Sie sich, dass der Patient vom Arzt über die Einlage eines transurethralen Blasenkatheters informiert wurde, und klären Sie gegebenenfalls offene Fragen und Unsicherheiten.	
Material vorbereiten	Händedesinfektion. Legen Sie das notwendige Material auf einem desinfizierten Wagen bereit: – Abfalleimer, – Schutzunterlage fürs Bett, – Händedesinfektionsmittel, – 2 Blasendauerkatheter, – 1 steriles Abdecktuch, um eine sterile Ablagefläche zur Verfügung zu haben, – 1 Paar sterile Handschuhe und eine sterile anatomische Pinzette *oder* 2 Paar sterile Handschuhe, – Schleimhautdesinfektionsmittel mit einer sterilen Schale, – 6 sterile Kugeltupfer, – Gleitmittel, evtl. mit anästhesierender Wirkung, – 1 sterile Auffangschale für den Urin, – Urinableitungssystem mit Rückflussventil, Aufhängevorrichtung,	

HANDLUNGSSCHRITTE	BESCHREIBUNG	BEMERKUNGEN
Vorbereitung		
	– 10-ml-Spritze mit Aufziehnadel und 10 ml *Aqua destillata* zum Füllen des Katheterballons. Überprüfen Sie bei allen sterilen Materialien das Ablaufdatum.	
Vorbereiten des Zimmers	Vermeiden Sie im Zimmer des Patienten Zugluft, schliessen Sie die Fenster und halten Sie die persönlichen antiseptischen Regeln ein (Hände waschen, desinfizieren usw.). Sorgen Sie für ein ungestörtes Arbeiten (Mitpatienten, Besucher und Besucherinnen usw.), installieren Sie den Blickschutz. Sorgen Sie für ausreichende Beleuchtung.	
Material auf der Arbeitsfläche vorbereiten	Trennen Sie die Arbeitsfläche in einen sterilen und einen unsterilen Bereich. Bereiten Sie den Abfalleimer (Abwurf) vor. Legen Sie auf der unsterilen Fläche das Hände- und Schleimhautdesinfektionsmittel, das Urinableitesystem, 1 Paar sterile Handschuhe und die 10-ml-Spritze mit dem aufgezogenen *Aqua destillata* bereit. Schaffen Sie sich mit dem Abdecktuch eine sterile Fläche. Öffnen Sie unter Berücksichtigung der Asepsis das Katheterset oder die einzelnen sterilen Materialien (Pinzette *oder* 1 Paar sterile Handschuhe, sterile Schale mit Kugeltupfer, 1 Katheter, Gleitmittel, Urinauffangschale) und ordnen Sie diese Materialien ohne Kontamination auf der sterilen Fläche an. Tränken Sie die Kugeltupfer mit Schleimhautdesinfektionsmittel.	
Durchführung		
Betreuung des Patienten während der Katheterisierung	Informieren Sie den Patienten während der Katheterisierung laufend über alle Schritte und beobachten Sie ihn regelmässig.	

HANDLUNGSSCHRITTE	BESCHREIBUNG	BEMERKUNGEN
Durchführung		
Lagerung	Decken Sie den Patienten ab, lassen Sie ihn eine Rückenlage einzunehmen oder unterstützen Sie ihn dabei. Die flüssigkeitsdichte Schutzunterlage wird unter das Becken des Patienten geschoben. Decken Sie den Patienten noch einmal zu.	
Desinfektion	Ziehen Sie sterile Handschuhe an. Wenn Sie nicht mit der Pinzette arbeiten, ziehen Sie an der führenden Hand einen zweiten Handschuh über. Lassen Sie den Patienten sich abdecken und die Beine spreizen. Breiten Sie evtl. das Lochtuch mit dem Schlitz nabelwärts so aus, dass der Penis auf der sterilen Fläche liegt. Schieben Sie das *Präputium* mit der nicht führenden Hand (Rechtshänder links und umgekehrt) zurück, ohne Kraft anzuwenden. Die Hand bleibt in dieser Position, bis der Katheter eingeführt ist. Bereiten Sie den Patienten darauf vor, dass das Desinfektionsmittel sich kalt anfühlt. Desinfizieren Sie mit der Arbeitshand *Glans penis* und Harnröhrenöffnung zuerst kreisförmig, danach in Richtung Peniswurzel von der Harnröhre weg, je zweimal. Verwenden Sie dazu jeweils einen neuen Tupfer. Mit dem letzten Tupfer desinfizieren Sie die leicht gespreizte Harnröhrenöffnung nochmals. Beachten Sie die Einwirkzeit des Mittels. Entsorgen Sie die Tupfer, und bei der Durchführung ohne Pinzette den verunreinigten Handschuh im Abfallbehälter.	

HANDLUNGSSCHRITTE	BESCHREIBUNG	BEMERKUNGEN
Durchführung		
Gleitmittel einbringen	Tragen Sie auf die Katheterspitze und um die Harnröhrenöffnung Gleitmittel auf und bringen Sie den Rest in die Harnröhre ein. Führen Sie dazu die Spitze der Spritze vorsichtig in die Öffnung und spritzen Sie das Gleitmittel sehr langsam hinein. Pressen Sie mit den Fingern den Penis hinter der *Glans* leicht zusammen, damit das Gleitmittel nicht herausfliesst. Beachten Sie bei anästhesierendem Gleitmittel die Einwirkzeit.	
Katheter fassen	Stellen Sie die sterile Auffangschale zwischen die Beine des Patienten (auf das sterile Lochtuch). Fassen Sie den Katheter etwa 4 cm unterhalb der Spitze mit Daumen und Zeigefinger der Arbeitshand (oder mit der Pinzette) und klemmen Sie das Ende zwischen Ring- und kleinem Finger über dem Handrücken fest.	
Katheter einführen	Strecken Sie den Penis zuerst in Richtung Decke und führen Sie den Katheter nun durch Nachfassen ca. 15 cm in die Harnröhre ein, strecken Sie danach den Penis Richtung Fussende und schieben Sie den Katheter nach, bis Urin in die Auffangschale fliesst. Schieben Sie den Katheter weitere 2–3 cm vor und fixieren Sie ihn mit der nicht führenden Hand in dieser Position. Schliessen Sie das Urinableitungssystem am Katheterende an.	
Katheter blocken	Füllen Sie den Ballon über das Ventil mit der vom Hersteller angegebenen Menge *Aqua destillata*. Fragen Sie den Patienten, ob er dabei Schmerzen verspürt. Ziehen Sie den Katheter vorsichtig zurück, bis Widerstand spürbar wird.	

HANDLUNGSSCHRITTE	BESCHREIBUNG	BEMERKUNGEN
Durchführung		
Urinabfluss	Lassen Sie bei stark gefüllter Blase maximal 500 ml Urin abfliessen. Klemmen Sie danach den Ableitungsschlauch des Auffangsystems mit einer Plastikklemme ab. Lassen Sie nach jeweils 30 Minuten Wartezeit weitere 500 ml Urin abfliessen, bis die Blase entleert ist. Lassen Sie danach den Abfluss je nach Verordnung offen oder öffnen Sie ihn intermittierend.	
Wohlbefinden fördern	Auffangschale und Lochtuch werden entfernt. Ziehen Sie das *Präputium* wieder über die *Glans.* Fordern Sie den Patienten auf, die Intimgegend zu reinigen, oder unterstützen Sie ihn dabei. Helfen Sie ihm dabei, die gewünschte Lage einzunehmen.	
Nachsorge		
Anleiten im Umgang mit dem Blasenkatheter	Fordern Sie den Patienten auf, sich bei Schwierigkeiten, ungewöhnlichen Begleiterscheinungen wie Schmerzen, Brennen in der Harnröhre, Harndrang, Verfärbungen oder fehlendem Urin sofort zu melden. Instruieren Sie den Patienten, dass der Auffangbeutel immer unterhalb des Blasenniveaus befestigt werden muss, sodass der Urin beim Abfliessen keine Steigung zu überwinden hat.	
Beurteilung der Pflegehandlung	Versichern Sie sich, dass der Patient Ihre Anweisungen verstanden hat, fragen Sie nach, ob er zufrieden ist, und klären Sie, ob allenfalls weitere Fragen oder Unsicherheiten bestehen.	

HANDLUNGSSCHRITTE	BESCHREIBUNG	BEMERKUNGEN
Nachsorge		
Materialentsorgung	Ziehen Sie die Handschuhe aus und entsorgen Sie sie mit allen Einwegmaterialien direkt in den Abfalleimer. Reinigen Sie Auffang- und Desinfektionsschale, Pinzette, Nadel usw. fachgerecht, geben Sie das Material zur Aufbereitung in die Sterilisation und/oder entsorgen Sie es. Desinfizieren Sie die verwendete Ablagefläche. Desinfizieren Sie sich die Hände.	
Dokumentation	Halten Sie die Pflegeintervention mit Charrière des Katheters, Blockungsmenge und entleerter Urinmenge in der Pflegedokumentation fest. Notieren Sie allfällige Schwierigkeiten, Beschwerden des Patienten und weitere Beobachtungen.	

Notizen